BODY SIGNAL

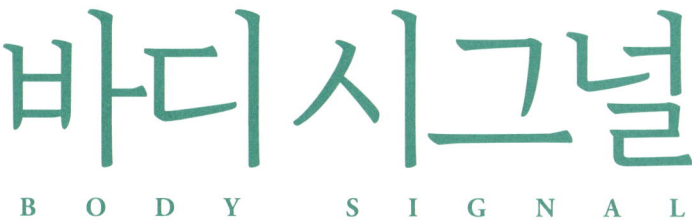

바디 시그널
BODY SIGNAL

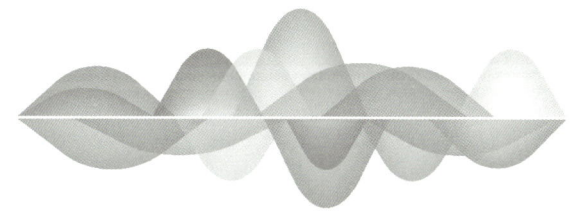

내 몸의 신호를 읽어내는
3단계 건강 관리법

이원경 지음

한스미디어

건강에도 문해력이
필요합니다

신호등에 빨간불이 들어오면 도로 위를 달리던 차들이 차례로 멈춰 섭니다. 신호가 있어서 보행자는 오늘도 안전하게 건널목을 건널 수 있습니다. 이와 마찬가지로 우리 몸에도 신호등이 있습니다. 이 신호에 맞춰 우리 몸은 밤에 잠도 자고 가족들과 함께 밥도 먹고 회사에서 일도 합니다. 아마 이 신호가 없었더라면, 우리는 지금도 몸 안에서 무슨 일이 벌어지고 있는지 전혀 알지 못했을 거예요.

저는 그 신호를 '바디 시그널body signal'이라고 부르기로 했습니다. 바디 시그널은 몸이 스스로 보내는 생체 리듬과 같습니다. 가야 할 때와 멈춰야 할 때를 알려주는, 우리 삶에서 아주 중요한 신호지요. 때로는 바디 시그널이 불쾌한 통증이나 고통으로 전해지기도 하고, 때로는 쾌감이나 행복감으로 전달되기도 한

답니다. 서로 다른 시그널을 어떻게 확인하고 이해해야 할까요? 이 책은 바로 이 부분을 설명하기 위해 쓰였습니다.

　이 책에서 저는 바디 시그널과 함께 '건강문해력health literacy'이라는 개념을 설명할 예정입니다. 건강문해력은 지금 서구에서 한창 유행하고 있는 뜨거운 주제랍니다. 흔히 '문해력'이라고 하면 글을 읽고 쓸 줄 아는 능력을 말합니다. 글자를 읽고 그게 무슨 뜻인지 이해할 수 있고, 글을 통해 누군가에게 내 의사를 자유롭게 전달할 수 있는 능력이죠.

　우리 몸의 메커니즘을 이해하고 건강하고 행복한 삶을 살기 위해 반드시 필요한 문해력이 바로 건강문해력입니다. 본인에게 맞는 건강 정보를 찾고, 이해하고, 평가하여 개인의 건강과 관련된 올바른 결정을 내릴 수 있는 능력이 바로 건강문해력입니다. 건강문해력이 있다면, 건강 검진의 과정, 병원의 체계, 의약품 라벨, 건강 기사 등을 전반적으로 이해하고 활용할 수 있습니다. 저는 여기에 몸의 신호를 이해하는 능력까지 추가하고 싶어요.

　실제로 그동안의 임상경험을 토대로 생각해 보면 진료를 보러 오신 분들 중엔 바디 시그널을 기민하게 포착하여 이른 암 진단을 받으신 분들이 꽤나 있답니다. 예를 들어 몇 달 전부터 묘하게 유방에 국소적인 가려움이 느껴져서 내원하신 후 초기

유방암을 발견하신 분이 있었는데 평소 본인 몸에 관심이 많은 덕분에 수술을 성공적으로 받으시고 건강하게 잘 지내고 계시는 중입니다.

반대로 안타까운 케이스가 있습니다. 한쪽 유방의 기분 나쁜 통증으로 내원하신 분이 있었습니다. 몸이 보내는 신호를 잘 눈치챈 덕에 유방암의 전 단계로 보이는 종양을 발견할 수 있었고, 조직검사 결과 양성으로 확인되었죠. 유방암으로 진행할 가능성이 높기 때문에 절제를 권고드렸지만 가족들의 반대에 부딪혀 상급병원으로 가겠다는 말을 마지막으로 소식을 듣지 못했었어요. 그로부터 1년 넘게 지난 후 그분이 다시 방문했을 때 글쎄 똑같은 부위에 유방암이 떡하니 진행되고 있었던 거예요. 사정을 들어보니 상급병원에서 추적관찰만 하라는 말을 들으셨다고 해요. 의사의 소견을 철썩 같이 믿고 본인의 감을 무시한 채 시간이 지나버렸다고 하시더라고요.

또 기억나는 한 분이 있는데요. 이분은 인근 집 근처 내과에서 간의 종양을 발견했는데, 의사로부터 괜찮으니 지켜보자는 말을 들었다고 합니다. 그러던 어느 날 왜인지 복부가 불편하고 아픈 듯하여 저에게 찾아오셨었어요. 초음파상 종양의 사이즈는 1센티미터도 안 될 정도로 작았지만 일반적인 양성 종양으로 보기엔 비전형적인 초음파 소견이어서 MRI 영상을 권고드렸습니다. 그 후 상급병원에서 극초기 담도암으로 진단받고 곧장 수술 후 완치 판정을 받으셨답니다.

이런 분들을 포함해서 초기에 암을 발견했던 분들이 저에게 와 감사 인사를 주셨지만, 저는 그냥 제 할 일을 했을 뿐입니다. 오히려 그 분들이 각자 자신의 몸을 잘 이해하고 있었기 때문에 초기에 암을 발견할 수 있었다고 생각해요. 희미하더라도 확실히 평소와는 다른 몸 상태를 눈치챘던 것이죠. 이렇듯 본인의 몸이 보내는 미세한 신호도 놓치지 않고 확인하는 건강문해력 과정은 너무나 중요합니다.

몸의 신호, 즉 바디 시그널을 포착하는 문해력은 세 단계로 표현할 수 있습니다. 몸의 신호를 포착하고 수용하는 단계의 '캐치Catch', 포착한 신호를 확인하고 해석하는 단계의 '체크Check', 확인된 신호를 통해 우리 몸과 생활에 적용하는 단계의 '케어Care'로 구성되어 있습니다. 건강문해력은 단순히 의사의 설명을 알아듣거나 처방전에 적힌 정보를 읽는 능력을 넘어섭니다. 그것은 자신의 몸이라는 복잡하고 정교한 시스템을 읽고, 이해하고, 능동적으로 관리하는 능력입니다.

이 책은 세 개의 파트로 나뉘어 있습니다. 1부 '캐치' 단계에는 내 몸이 보내는 신호를 정확하게 포착하는 과정이 담겨 있습니다. 이 단계에서는 몸이 보내는 메시지를 선입견 없이 수용하는 민감성을 습득하고 실천하게 됩니다. 평소와 다른 수면 패턴, 해결되지 않는 만성 피로, 어깨부터 전해져 오는 찌릿한 통증, 사소하지만 반복되는 기분 변화 등 우리가 간과해 왔던 신호는 모두 우리 몸이 보내는 중요한 바디 시그널입니다.

2부 '체크' 단계에서는 수용된 바디 시그널을 의학 지식을 갖고 직접 확인하는 과정이 담겨 있습니다. 이 부분이야말로 건강 문해력이 실제로 지식과 만나는 지점입니다. 가장 능동적인 참여가 요구되는 단계라고 할 수 있죠. 약을 먹어도 해결되지 않는 지속적인 소화불량을 캐치했다면, 무작정 민간요법을 따르거나 무턱대고 위암이라고 판단하지 말고 그 원인을 하나씩 소거하면서 확인해야 합니다. 이 신호가 식습관의 일시적 문제 때문인지, 아니면 위장관의 구조적 변화나 질병의 초기 증상인지를 판단하는 거죠. 두 번째 단계를 통해 우리는 불확실성을 줄이고, 다음 단계인 관리에 필요한 명확한 방향을 설정할 수 있습니다.

3부 '케어' 단계에서는 신뢰할 수 있는 건강 정보를 찾아 증상에 대해 학습한 뒤 구체적으로 이를 우리 생활 습관과 식습관에 적용하는 과정이 담겨 있습니다. 필요하다면 전문적인 검진을 통해 보다 명확하게 원인을 찾을 수 있고, 의료진의 도움을 받을 수 있겠죠. 이 단계에서는 단순히 지식을 습득하는 걸 넘어 생활 습관을 바꾸고, 처방된 치료를 꾸준히 이행하며, 자신에게 맞는 건강 관리 계획을 수립하고 실천하는 능력을 단련합니다. 휴식의 중요성을 인지하고 충분한 시간을 확보하는 것, 스트레스 관리 방법을 배우는 것, 그리고 예방적인 건강검진을 챙기는 모든 행위가 케어에 해당합니다.

천하를 얻고도 건강을 잃으면 무슨 소용이 있을까요? 캐치와 체크, 케어의 3단계는 질병의 위험을 줄이는 것을 넘어 회복탄력성을 늘리고 삶의 질을 높이며 스스로 건강을 책임지는 주체적인 삶을 살도록 돕습니다. 지금부터라도 바쁜 일상에서 잠시 멈춰 서서 몸이 보내는 가장 작은 신호에도 귀 기울이는 습관을 시작해 보는 게 어떨까요? 제가 곁에서 친절한 선생님처럼, 때론 잔소리꾼처럼 여러분의 건강문해력 향상을 돕겠습니다. 건강한 미래를 설계하는 여러분의 첫걸음을 옆에서 응원합니다.

이원경 드림

목차

PART 3
다루기 어려운 몸의 신호, 케어하라

〜〜〜〜〜〜〜〜〜〜〜〜〜〜〜〜〜〜〜〜〜〜〜〜〜〜〜〜〜〜〜〜〜

PART 1.

지나치기 쉬운
몸의 신호,
캐치하라

BODY SIGNAL

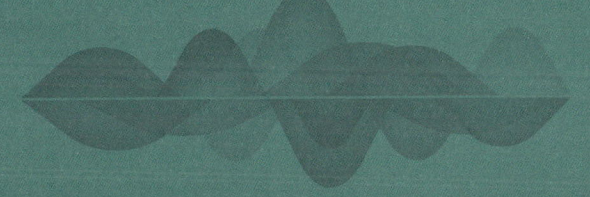

1장

건강한 사람은
의심한다

몸의 신호를 잘 포착하려면 안테나가 필요합니다. 안테나가 죽지 않고 살아서 주파수를 잘 잡아야 우리 몸에서 지금 어떤 일이 일어나고 있는지 정확히 알 수 있기 때문이죠. 우리 몸의 안테나가 제 기능을 해내기 위해서는 '튜닝tuning'이라는 과정이 필요한데요. 튜닝은 안테나가 특정 주파수에서 전파를 가장 잘 송수신하도록 조율하는 작업을 말합니다. 바로 이 튜닝 과정이 이번 파트에서 다룰 '캐치' 과정의 전부랍니다.

건강한 사람은 의심합니다. 건강을 위해서 우리는 몸의 안테나가 잘 작동하는지, 튜닝은 잘 되었는지 늘 살펴야 하거든요. 저 멀리 어둠 속에서 천천히 다가오는 짐승이 '개'인지 '늑대'인지 분간이 안 된다면 일단 늑대라고 의심하는 게 생존에 유리할 겁니다. 인간은 그렇게 의심하고 도망친 덕분에 생존 확률을 높였고 오늘날까지 살아남을 수 있었습니다.

우리 몸은 생존의 위협을 본능적으로 느끼도록 진화했습니다. 그래서 몸이 보내는 신호에 귀를 제대로 기울이면 누구나 본능적인 위험을 감지할 수 있습니다. 이를 '투쟁-도피 반응fight-flight response'이라고 부릅니다. 일상 속 미세한 잡음과 같은 신호를 그냥 가볍게 지나치지 말고, 육감을 믿고 의심하는 습관을 길러야 합니다. 이번 장에서는 먼저 기초적인 건강문해력에 대해 이야기하고자 합니다.

건강은
건강할 때 챙기자

'소 잃고 외양간 고친다'는 말이 있습니다. 소가 달아나고 뒤늦게 외양간을 고친다는 뜻이지요. 건강도 건강할 때 지켜야 합니다. 병이 난 뒤에 치료하는 것보다 건강할 때 병을 예방하는 게 비용으로 보나 효과로 보나 훨씬 유익합니다. 사실 우리 몸은 상당 기간 문제가 진행될 때까지 뚜렷한 증상이 수반되지 않는 경우가 많습니다. 그렇기에 스스로 튼튼하다고 생각할 때, 오히려 예민하게 건강을 챙겨야 합니다. 이때 필요한 게 바로 바디 시그널을 캐치하는 안테나입니다.

최근 2016년부터 2020년까지 5년간 국내 한 통계를 보면, 전체 암 환자가 5년 이상 생존할 확률이 71.7%나 됩니다. 놀라

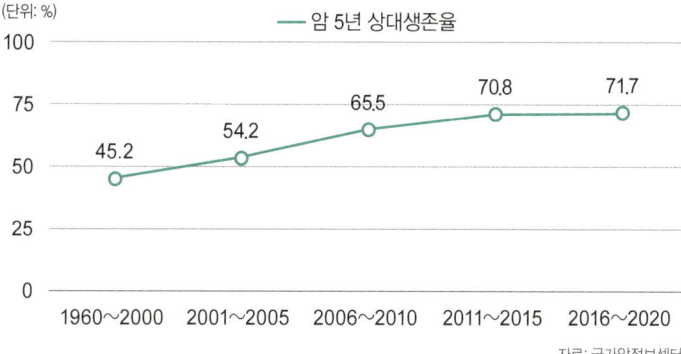

암 5년 상대생존율

(단위: %)

— 암 5년 상대생존율

- 1960~2000: 45.2
- 2001~2005: 54.2
- 2006~2010: 65.5
- 2011~2015: 70.8
- 2016~2020: 71.7

자료: 국가암정보센터

운 수치입니다. 암에 걸린 열 명 가운데 일곱 명은 생존한다는 거니까요. 그런데 아이러니하게도 생존율이 높아지면서 암 환자도 덩달아 늘었습니다. 늘어난 수명만큼 노화 현상으로 인한 암 환자도 증가한 셈이지요. 이 말은 수명 연장으로 늘어난 노년의 삶이 결국은 암으로 귀결되는 경우가 많다는 것입니다.

이제 암은 우리 중에 누구라도, 어느 시기든 접할 수 있는 매우 흔한 병이 되었습니다. 특히나 노년기에는 더욱 흔해졌습니다. 달로 유인 우주선을 보내고 인공지능이 인간이 하던 일을 대신하는 21세기에 아직까지도 암은 인류가 해결하지 못한 난제 중 하나로 남아 있습니다. 걸려서 치료하는 것보다는 안 걸리는 것이 좋고, 걸린다고 하더라도 되도록 그 시기를 미루는 것이 좋습니다.

🌿 유전자에 건강 스위치 켜는 법

혹시 '생활 습관 의학'이라는 말을 들어보셨나요? 개인의 생활 습관과 라이프스타일에 따라 수명이 좌우되는 정도를 연구하는 학문입니다. 요즘 이러한 주제가 학계에 많이 대두되고 있습니다. 실제로 한 연구에 따르면, 생활 습관을 제대로 고치면 평균 수명을 10년이나 늘릴 수 있다고 합니다. 사실 오래 사는 것보다도 더 중요한 게 건강하게 사는 일입니다. 중환자실 병상에 누워 고통스럽게 오래 산다면 무슨 의미가 있을까요? 철마다 친구들과 삼삼오오 꽃구경도 가고, 1년에 한 번씩 가족과 해외여행도 다니면서 즐겁게 노년을 맞고 싶으시진 않나요?

저는 학창 시절에 절대 밤 늦게까지 공부하는 스타일은 아니었습니다. 그런데 대학생 때 시험 보기 전 한 과목의 공부를 빠뜨렸다는 걸 뒤늦게 알고 며칠 밤을 연달아 지새우며 공부에 매진했던 적이 있어요. 그러다 보니 피부에 트러블이 생기고 배변 습관도 변하면서 몸이 굉장히 힘들어졌습니다. 만약 그대로 계속 살았더라면 큰 병을 얻지 않았을까 싶어요. 다행히 그후로 저는 몸의 신호를 캐치하는 법을 터득했고, 스스로 건강을 돌아보는 습관을 익혔답니다. 그 덕분에 그 이후로 지금까지 큰 탈 없이 건강하게 살고 있죠. 암을 피하는 방법은 몸의 신호를 캐치하는 것에서 출발한답니다.

건강은 건강할 때 챙겨야 질병 발생 위험을 크게 줄입니다. '잘 먹고' '가려 먹고' '적게 먹는' 것의 힘은 생활 습관 의학을 떠받치는 초석입니다. 올바른 식생활과 생활 습관을 통해 우리 몸에서 하루에도 수천 개에서 1만 개 정도까지 생기는 돌연변이 세포가 암으로 발전되지 못하도록 억제하고, 면역세포들의 증진을 도와야 합니다. 식생활이 고쳐지지 않는 이상 우리는 언제든 위험에 노출된 상황에서 살아갈 수밖에 없죠. 요즘 '후생유전학epigenetics'이란 개념이 학계에서 활발히 논의되고 있습니다. 이는 후천적으로 습득한 신체적 특성을 내 자녀가 물려받을 수 있다는 주장으로, DNA 서열에 손을 대지 않고도 유전자의 발현을 바꿀 수 있다는 파격적인 이야기입니다. 즉 내가 음식을 잘 먹고 건강한 상태에서 유전자의 기능(스위치가 켜지고 꺼지는 것)이 조절되면 자녀들도 내 신체적 변화를 물려받을 수 있다는 뜻입니다. 쉽게 말해서, 식습관과 생활 습관이 유전보다 더 강력할 수 있다는 뜻이 되죠.

그럼 어떻게 유전자의 스위치를 켤 수 있을까요? 우선 유익한 식품을 섭취하여 질병을 예방하는 식이요법이 필요합니다. 채소와 과일의 폴리페놀과 브로콜리에 들어있는 설포라판이 DNA 메틸화(DNA의 시토신(또는 아데닌)에 메틸기를 붙여 유전자 발

DNA 메틸화 과정

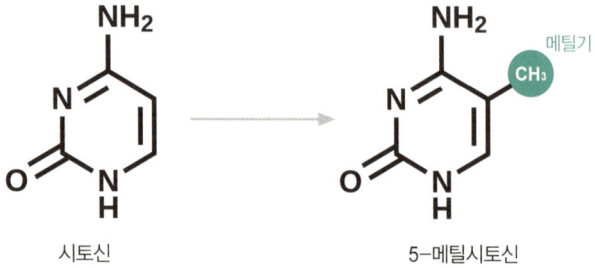

시토신   5-메틸시토신

현을 조절하는 생화학적 과정으로, 종양억제유전자에 DNA 메틸화가 일어나면 발암 가능성이 높아진다)와 암세포 성장을 억제하고 항산화 작용을 합니다. 강황의 커큐민은 DNA 메틸화와 히스톤 변형 억제와 항염 효과가, 마늘과 양파의 황 함유 화합물은 암유전자 발현을 억제하며, 콩의 이소플라본은 에스트로겐 조절과 유방암 예방과 연관이 있습니다.

이게 끝이 아닙니다. 유전자의 스위치를 켜는 데는 운동과 수면, 정신 건강까지 생각하는 전체적인 밑그림이 필요합니다. 식생활과 더불어 수행할 수 있는 건강한 생활 습관에는 무엇이 있을까요? 금연은 필수입니다. 담배 속 발암물질은 DNA 메틸화 이상을 유발하고 암유전자 발현을 촉진합니다. 또한, 적당한 운동은 염증 유전자가 발현하는 걸 억제하고 종양 억제 유전자가 발현할 수 있도록 돕습니다. 더불어 만성 스트레스는 후생유전적 변화(DNA 메틸화)를 통해 면역력 저하를 유도하며 수면 부족은 유전자 조절 리듬을 깨뜨려 암 발생 위험을 증가시킵니다. 그렇기에 생활 속에서 스트레스를 줄이고 충분한 수면을 취하는 것이 필요하죠. 그리고 대장암이나 폐암 같은 특정 암은 주기적 검진을 통해 후생유전학적 변화를 조기에 발견함으로써 예방해야 합니다.

별거 아니라고 넘겼다가
응급실 찾는 사람들

30대 회사원 진수 씨(가명)는 복부에 느껴지는 불쾌한 통증이 며칠째 이어지고 있습니다. 약을 먹고 호전되기만을 기다릴 뿐입니다. 사실 '시간이 약'이라는 말을 믿어보기로 하지만, 진수 씨 본인은 상황을 대수롭지 않게 여깁니다. 그러다 결국 병을 키우고 맙니다. 밋밋하게 진행되던 상황이 진수 씨가 응급실에 실려 간 이후부터 급변합니다. "아니, 어떻게 이 지경이 될 때까지 미련하게 계셨어요?" 당장 큰 병원으로 가라는 의사의 말을 듣고 진수 씨의 얼굴은 새파랗게 질렸습니다. '그때 병원엘 갔어야 했는데.' 뒤늦게 후회해 보지만 상황을 되돌릴 순 없습니다. 과연 진수 씨는 어떻게 되었을까요?

🌿 캐치에는 체면이 없어요

　캐치에는 체면이나 위신이 따로 없습니다. 용감한 자가 몸의 신호를 잡습니다. 내 몸의 신호 앞에서 괜히 점잖은 체하지 않아도 됩니다. 빨리 잡는 사람이 최고입니다. 작은 신호를 대수롭지 않게 여기는 건 위험을 자초하는 일입니다. 진수 씨처럼 단순한 피로나 소화불량처럼 느껴지는 증상이라도 실제로는 심혈관질환이나 뇌졸중, 급성 복통, 유방암 등 심각한 질환의 전조일 수 있기 때문입니다.

　제가 운영하는 병원을 찾는 환자분 중에는 뒤늦게 몸의 신호를 캐치하고 땅을 치며 후회하는 분들이 적지 않게 계십니다. 흔히 심장 관련 질환, 즉 심근경색이나 협심증, 심근허혈 등을 소화불량이나 단순 피로, 허리 통증, 어깨 통증으로 오인하십니다. 특히 여성이나 당뇨 환자, 노인에게서는 이런 경향이 더 빈번하게 나타나죠. 전형적으로 흉통 없는 호흡 곤란이나 극심한 피로, 소화불량이나 속쓰림, 구역감이 나타나지요. 며칠이 지나도 속쓰림이 나아지지 않거나 계단을 오를 때 쉽게 숨이 차고, 쉬어도 이와 같은 증상들이 좀처럼 가라앉지 않는다면 응급실에 가기 전에 몸이 보내는 신호를 캐치하셔야 됩니다.

🌿 응급 신호 ① 혹시 나도 뇌졸중?

가슴을 누르거나 조이는 느낌이 있거나, 팔과 턱으로 통증이 퍼지는 경우, 심한 호흡 곤란, 식은땀과 함께 실신의 전조증상이 보이고 지속적인 구토감이 있다면, 이는 응급 신호이기에 즉시 119를 불러 병원에 가야 합니다. 뇌졸중에는 뇌로 가는 혈관이 막혀 발생하는 허혈성 뇌졸중과 혈관이 터져서 생기는 출혈성 뇌졸중이 있습니다. 증상의 출현은 보통 갑작스럽고 급성인 경우가 많습니다. 편두통이나 어지러움, 저혈당 등도 유사 증상을 낼 수 있기도 하지만, 뇌졸중의 증상은 '에이, 잠깐이면 괜찮아지겠지' 하고 지나치게 되면 치명적인 결과를 초래하게 될 수도 있기에 신중해야 합니다.

가장 중요한 기본 징후는 거울을 볼 때 한쪽 얼굴이 내려오거나 웃을 때 입이 비뚤어지는 한쪽 마비 현상입니다. 또, 양팔을 들게 했을 때 한쪽 팔이 떨어지거나 힘이 없어지고, 말이 어눌하거나 문장을 따라하기 어색해집니다. 이러한 증상 중 하나라도 보이면 즉시 응급실로 가야 해요. 이에 더해서 갑자기 어지럽거나 균형을 잃고 자주 넘어지는 경우나 한쪽 또는 양쪽 시야가 갑자기 흐려지거나 보이지 않는 경우, 한쪽 팔다리의 마비나 저림과 같이 갑작스럽게 감각이 소실되는 경우, 혼동이나 이해

장애, 심한 원인 불명의 벼락같은 두통의 증상이 있는 경우에는 의심해 볼 수 있어요.

🌿 응급 신호② 혹시 나도 급성 복증?

급성 복증에는 충수염이나 담낭염, 췌장염, 복막염, 장폐색 등을 의심해 볼 수 있습니다. 초기엔 배탈이나 단순 소화불량으로 오인할 수 있으나, 통증의 성격과 위치나 이동과 호전 그리고 악화 등으로 증상을 구분해 볼 수 있고, 발열이나 구토, 배변과 가스 이상, 복부 팽만 시 손으로 눌렀을 때 심해지는 통증은 '응급 복증' 신호입니다. 충수염(맹장염)은 배꼽 주위 통증이 점차 오른쪽 아래(우하복부)로 이동하며 증가하고 발열과 구토 동반됩니다. 췌장염은 췌장에 급성 또는 만성 염증이 생긴 상태로 초기에는 단순한 소화불량이나 위장 장애처럼 보일 수 있지만 실제로는 심각한 응급질환일 수 있습니다. 췌장염은 만성과 급성이 있는데 만성 췌장염은 췌장이 반복적으로 손상되어 점차 기능이 떨어지는 상태입니다. 주요 증상으로는 상복부에 지속적이거나 반복적인 통증이 나타나는데, 이는 등까지 뻗을 수 있습니다. 또한, 음식 흡수 장애로 인한 영양결핍으로 체중 감소를 보이다가 소화 효소 분비 감소 때문에 기름기 많은 변이나 냄

새가 심한 변을 보게 됩니다.

응급 신호③ 혹시 나도 패혈증?

　패혈증은 감염에 대한 몸의 조절 안 되는 비정상적 반응으로 인해 장기 기능 이상이 생기는 상태입니다. 진행하면 패혈성 쇼크와 다기관부전으로 악화될 수 있어 빠른 대응이 생명과 예후를 좌우합니다. 전신 증상으로는 고열이며, 특히 노인의 경우는 저체온증이 오기도 합니다. 오한이나 떨림이 동반되고 극심한 피로와 무력감, 전신 근육통을 호소합니다. 호흡수가 증가하고 빠른 심박(빈맥)과 어지럼과 취약감인 혈압 저하 징후가 나타납니다. 신경학적 변화로는 혼돈, 혼미하며 의식 저하와 말이 어눌해지며 특히 노인들의 '갑작스러운 혼동'은 패혈증의 중요한 신호 중 하나입니다. 소변량이 눈에 띄게 줄거나 거의 나오지 않는 신장 기능에 이상이 감지되며 피부 변화로는 얼굴이 창백해지고 모자이크 양상의 얼룩덜룩함과 차가운 말단, 혹은 비압박성(유리로 눌러도 사라지지 않는) 발진이 생깁니다. 심한 경우, 피부가 황색이나 청색으로 변색될 수 있습니다. 국소적 감염 징후로는 감염 부위의 상처, 폐, 요로 등의 발적, 통증, 농, 부종이 동반될 수도 있습니다.

일상에서 흔히 간과하는 신호에 민감하게 반응한다면, 큰 병을 미연에 방지할 수 있습니다. 그럼 응급실은 언제 가야 할까요? 가슴 통증과 호흡 곤란, 식은땀, 실신 전조증상, 갑작스러운 실어증, 시야장애 및 심한 벼락두통(천둥번개 통증), 급격히 심해지는 복통(반발통/복경경화), 지속적인 구토로 인한 탈수, 갑작스

응급실 가야 하는 신호

뇌졸중		• 한쪽 얼굴이 내려오거나 입이 비뚤어지는 현상이 있다. • 양팔을 들었을 때 한쪽 팔이 떨어지거나 힘이 없다. • 말이 어눌하거나 문장을 따라하기 어색하다. • 갑자기 어지럽거나 균형을 잃고 자주 넘어진다. • 감각 소실(한쪽 팔다리의 마비나 저림, 시력 저하), 혼동이나 이해 장애, 원인 불명의 심한 두통이 있다.
급성복증	**충수염**	• 배꼽 주위 통증이 점차 오른쪽 아래로 이동한다. • 발열과 구토 증상이 있다.
	췌장염	• 상복부에 지속적이거나 반복적인 통증이 있다. • 최근 체중이 감소하고 있다. • 기름기 많은 변이나 냄새가 심한 변을 본다.
패혈증		• 고열, 저체온, 오한이나 떨림, 어지럼, 극심한 피로와 무력감, 전신 근육통이 있다. • 호흡수와 심박수가 증가하고 있다. • 혼미와 혼동, 의식 저하, 말이 어눌해지는 증상이 있다. • 소변량이 눈에 띄게 줄거나 거의 나오지 않는다. • 얼굴이 창백해진다거나 얼룩덜룩함, 혹은 비압박성 발진이 생긴다.

러운 호흡 곤란과 흉통, 각혈, 의식 저하, 고열 그리고 저혈압으로 인한 패혈증일 때는 즉시 119를 호출해야 합니다. 응급은 아니라도 며칠간 같은 증상이 계속 반복될 때는 빠른 진료를 권장합니다. 반복되는 흉통, 특히 활동과 스트레스 관련될 때, 흐릿한 말이나 일시적 마비, 반복되는 신경학적 증상들, 새로 만져지는 유방 멍울과 지속적인 유방 변화, 점점 악화되는 복통과 구토, 체중 감소와 지속적인 피로는 검진을 통해 정확한 진단을 받아야 합니다.

병원에 간다면 진단과 치료에 도움이 될 수 있게 의사에게 꼭 알려야 할 정보가 있습니다. 증상이 언제 시작되었는지의 초발 시각과 통증의 위치와 성격, 예를 들면 찌릿찌릿, 쥐어짜는 듯한 칼로 찌르는 느낌 등의 자세한 표현이 필요합니다. 그리고 통증이 퍼지는 곳, 증상의 지속 시간과 반복성, 발열이나 호흡 곤란, 구토 등의 동반 증상, 복용 중 약물, 최근 수술이나 장기간 침상, 임신 여부 등은 의사가 처치 우선순위를 결정하는 데 매우 중요합니다.

몸은 이미 알고 있다,
바디 시그널

우리 몸은 병에 앞서 신호를 보냅니다. 그 신호는 언제나 소박하고 일상적인 모습으로 우리에게 다가옵니다. 바디 시그널은 결코 요란하거나 극적이지 않습니다. 오히려 그냥 지나치기 쉬운 피로감이나 가벼운 편두통, 이유 모를 식욕 저하처럼 사소한 증상으로 다가오지요. 예컨대 평소와 다를 바 없는 일상에서 걸을 때마다 유난히 숨이 차오른다거나, 이전에는 아무런 문제 없이 잠을 잘 수 있었는데 자꾸 새벽에 눈이 떠진다면, 그것은 단순한 우연이 아닐 수 있습니다. 우리의 자율신경계가 불균형해졌음을 알리는 작은 신호일지도 모릅니다.

몸의 두 가지 신호, 쾌와 불쾌

우리 몸은 두 가지 신호를 보냅니다. 하나는 '쾌pleasure'의 신호이고, 다른 하나는 '불쾌displeasure'의 신호죠. 대부분은 불쾌의 신호에만 주목합니다. 통증이나 피로, 불편감, 졸림, 따가움, 어지러움, 메슥거림, 뻐근함. 이것들은 우리에게 당장 행위의 중지와 생활의 개혁을 요구하는 것처럼 다가옵니다. 우리는 이런 신호를 '문제'로 인식하고 해결하려 하죠. 머리가 아프면 두통약을, 배가 아프면 소화제를 복용합니다. 하지만 쾌의 신호는 어떨까요? 우리는 이것을 단순히 '기분 좋은 느낌' 정도로 치부합니다. 의미 있는 정보가 아니라 그저 즐거운 감각으로만 받아들이려고 하죠.

사실 이런 데에는 다 그럴 만한 이유가 있습니다. 인간은 본능적으로 쾌감은 계속 느끼고 싶어 하고, 불쾌감은 당장에라도 벗어나고 싶어 합니다. 그런데 신호가 주는 느낌을 액면 그대로 받아들여선 안 됩니다. 의사로서 20년간 수만 명의 환자분을 진료하면서 저는 '쾌와 불쾌의 변주'를 수없이 목격했습니다. 그리고 쾌와 불쾌 둘 다 똑같이 중요한 생존 신호며, 그 이면에서 작동하는 기제가 동일한 원리에 따라 움직인다는 사실을 깨달았죠. 또한, 진료실에서 환자분들의 예후를 추적 조사하면서 쾌와 불쾌가 더 높은 차원의 쾌와 불쾌를 불러온다는 사실도 알게 되었습니다.

먼저 우리에게 익숙한 불쾌의 신호부터 보겠습니다. 첫째, 통증을 조직 손상의 알람으로 보는 경우입니다. 손가락을 뜨거운 냄비에 댔을 때 우리는 화들짝 놀라며 가능한 한 빨리 손가락을 뗍니다. 이것은 조직이 손상되고 있으니 빨리 손을 떼라는, 명백한 불쾌의 신호라고 할 수 있죠. 이처럼 급성 통증은 '손을 떼라' '자세를 바꿔라' '움직임을 멈춰라' '술을 그만 마셔라' 등과 같이 지금 당장 행동을 바꾸라는 신호입니다. 예를 들어 만성 피로를 느끼는 환자분이라면, 갑상선 기능 저하나 당뇨병, 우울증, 심부전 등을 의심해 볼 수 있습니다.

반면 쾌감은 우리에게 현재 상태가 계속 유지되어야 함을 말해줍니다. 이를테면, 운동 후의 상쾌함을 느끼는 내 몸은 '이것이 옳다'라는 걸 말해주고 있죠. 운동을 마치고 느끼는 그 기분 좋은 느낌, 땀을 흘리고 샤워를 한 후의 상쾌함, 좀 더 건강해진 것 같은 만족감 등은 우리에게 일시적인 기분이 아니라 명확히 쾌감의 근원이 무엇인지 말해줍니다. 운동할 때 뇌는 엔도르핀, 도파민, 세로토닌을 분비합니다. 일종의 '보상 호르몬'이죠. 몸이 '잘했어, 계속해'라고 칭찬하는 방식입니다.

🍃 주의해야 할 가짜 신호

문제는 쾌와 불쾌가 '진짜'가 아니라 '가짜'일 때입니다. 피자를 먹은 뒤 느끼고 풍부한 치즈에서 느껴지는 포만감은 미각 세포를 춤추게 합니다. 담배를 피울 때 느끼는 해방감, 술을 마실 때의 알딸딸한 기분, 설탕이 듬뿍 들어간 디저트를 먹을 때의 즐거움은 모두 쾌의 신호지만, 일종의 왜곡된 신호, 한마디로 가짜 쾌감입니다. 진화적으로 볼 때, 인간의 뇌는 즉각적인 보상에 반응하도록 설계되었습니다. 니코틴과 알코올, 설탕은 이 보상 중추를 해킹하고 거기에 이와 유사한 뇌관을 심어놓습니다. 따라서 동일한 물질을 먹었을 때 뇌는 즉각적인 도파민 분비를 유발하지만, 장기적으로는 몸에 해로울 뿐입니다.

이것이 바로 중독의 메커니즘입니다. 단기적 쾌가 장기적 불쾌를 가져오는 셈이죠. 이제 뇌는 스트레스를 받거나 우울해지면 달달한 쇼콜라 케이크나 캡사이신이 듬뿍 들어간 매운 라면을 찾게 됩니다. 이는 쾌감을 찾는 게 나에게 유익하다는 뇌의 거짓 정보에 속은 셈입니다. 괴로우면 기계적으로 술을 마시고, 졸리면 조건반사처럼 커피를 마시고, 초조하면 담배를 무심코 입에 무는 습관은 거짓 쾌의 신호를 고착하며 우리를 이런 물질에 의존할 수밖에 없는 꼭두각시로 전락합니다.

진짜와 가짜 신호

	쾌	불쾌
진짜	운동, 채소, 건강 식단, 감사 일기	통증, 불안, 우울
가짜	음주, 흡연, 과식, 음료수	건강 식단, 간헐적 단식, (비습관화된) 운동

불쾌도 마찬가지입니다. 당장 운동화를 신고 조깅을 나서려면 뇌는 '시간 없어' '피곤해' '귀찮아' 같은 왜곡된 불쾌를 전달합니다. 그러면서 '침대 밖은 위험해'라고 소리치며 '아직 시간도 많은데 오늘은 그냥 침대로 가서 누워'라고 꼬십니다. 거짓 불쾌는 거짓 쾌로 유혹합니다. 반대로 거짓 쾌 역시 거짓 불쾌로 유혹하죠. 여기서 핵심은 이것입니다. 쾌와 불쾌는 서로 보완적인 신호 체계라는 것이죠. 건강한 삶은 불쾌를 최소화하는 것이 아니라 쾌를 최대화하는 것입니다. 하지만 우리는 늘 잘못된 접근을 하죠. 불쾌를 해결하는 데만 집중합니다.

진짜 쾌와 거짓 쾌 신호를 구별하는 법은 간단합니다. 진짜 건강한 쾌의 신호는 '지속적'입니다. 운동 후의 상쾌함은 몇 시간 지속됩니다. 일시적인 불쾌감은 일단 트랙 위를 달리면 바로 눈 녹듯 사라집니다. 좋은 수면 후의 개운함은 하루 종일 이어지죠. 식사를 건강하게 절제한 다음 느껴지는 만족감은 편안하고 오래갑니다. 반면 거짓 쾌는 '순간적'이죠. 중독성 물질이 대표적입니다. 담배의 쾌감은 몇 분에 불과하며, 10분이 지나면 바로 견디기 힘든 금단증세가 따라옵니다. 술이 주는 쾌감은 취기가 있을 때뿐입니다. 정신을 차리면 쾌감은 동전 뒤집히듯 불쾌감으로 돌변합니다. 설탕의 달콤함 역시 입안에 있을 때뿐이죠. 혈당이 떨어지면 피로감과 텁텁함만 남습니다.

두 신호를 통합하는 법은 하루 마지막 시간에 일지를 쓰는 겁니다. 오늘 언제 불편했는지, 무엇이 그 불편함을 야기했는지, 어떤 패턴으로 지속되었는지 스스로에게 묻는 거죠. 그리고 그에 맞게 행동을 조정합니다. 특정 음식을 먹은 다음 속이 불편했다면 그 음식을 줄이는 것으로, 특정 자세에서 통증이 온다면 자세를 바꾸거나 운동을 병행하는 것으로, 특정 활동 후 피곤하다면 그 활동을 자제하는 것으로 뇌의 회로를 조정합니다.

몸의 일지 예시

날짜	내용	피드백
12/02	일하다가 바람 좀 쐴 겸 담배를 피우러 나갔다. 스트레스가 풀리면서도 구역질이 나왔다.	최근 들어 담배를 피울 때면 구역질이 나오기 시작한다. 몸에서 거부 반응을 보내는 것 같다. 습관적으로 피우곤 했는데, 이제 금연해야 할 때가 온 듯하다.
12/05	6시에 저녁으로 채소찜에 소스를 곁들여 먹었더니 속이 편했다.	스트레스를 받으면 매콤한 야식을 먹곤 했는데, 저녁에 채소찜을 먹기 시작하니 소화가 안 되거나 속이 더부룩한 문제가 없어졌다. 처음엔 심심하게 느껴졌는데 이젠 채소의 달콤한 맛이 느껴진다.

반대로 쾌의 신호도 마찬가지겠지요. 일주일만 기록해도 명확한 패턴이 보일 것입니다.

튜닝의 기술,
몸의 안테나

우리는 매일 신호의 홍수 속에서 살아갑니다. 휴대폰은 와이파이를 잡아내고, 자동차들은 경적을 울려 보행자에게 신호를 보냅니다. 그렇다면 우리 몸은 어떨까요? 우리 몸도 마찬가지로 끊임없이 신호를 보냅니다. 다만 숫자로 표시되지 않을 뿐이지요. 대신 몸의 신호는 '쾌'와 '불쾌'로 표현됩니다. 좋을 땐 쾌, 나쁠 땐 불쾌로 느껴지죠. 바로 이 신호를 우리는 '바디 시그널'이라고 부릅니다.

🌿 신호를 캐치하는 첫걸음

문제는 이 신호가 너무나 작고 섬세해서 무심히 흘려보내기 쉽다는 점입니다. 그래서 작고 섬세한 바디 시그널을 포착하려면 시시각각 달라지는 몸의 변화를 민감하게 감지해 내는 '몸의 안테나'가 필요합니다. 몸의 안테나를 튜닝하는 첫걸음은 '관찰'입니다. 관찰은 나를 주의 깊게 응시하는 과정입니다. 아침에 눈을 떴을 때, 오늘은 평소보다 피곤한지, 머리가 무거운지, 가슴이 답답한지 스스로에게 물어보는 거죠. 양치질을 하면서 거울로 내 얼굴을 꼼꼼히 살펴보고, 샤워하면서 목과 복부, 가슴에 혹이 만져지진 않는지 내 몸을 찬찬히 만져봅니다.

일상의 모든 활동이 관찰 대상이 될 수 있습니다. 예컨대 평소에는 가뿐히 오르던 계단이 오늘따라 유난히 버겁게 느껴진다면, 그건 단순히 체력 문제를 넘어 호흡기나 심혈관계에서 보내는 적색 신호일 수 있습니다. 늘 맛있게 먹던 음식이 갑자기 역하게 느껴지거나, 딱히 설명할 수 없는 편두통이 잦아진다면, 이는 체내 호르몬 균형이 안 맞거나 면역계에 이상이 있음을 알리는 알람일 수 있죠. 이렇듯 평소와 다른 패턴, '정상'에서 벗어난 '이상'을 민감하게 포착하는 습관이야말로 몸의 신호에 주파수를 맞추는 첫 과정입니다. 평소 관찰의 눈을 길러야만 희미한 신호가 또렷하게 잡히기 시작할 겁니다.

감정 또한 중요한 바디 시그널이죠. '감정의 신호'는 많은 이야기를 들려줍니다. 평소보다 짜증이 쉽게 나거나 작은 일에도 무기력해진다면, 이는 뇌의 화학물질 균형이 흐트러졌다는 경고일 수 있습니다. 스트레스가 쌓이면 코르티솔 같은 호르몬이 과도하게 분비되어 면역력이 떨어지고, 그로 인해 자주 감기에 걸리거나 피로가 회복되지 않는 상황으로 이어집니다. 몸이 아프면 마음도 아픈 법이죠. 따라서 감정의 작은 흔들림에 귀 기울이는 것도 몸의 신호를 캐치하는 중요한 방법입니다.

몸의 신호는 패턴의 추이, 즉 '리듬의 변화'로 자주 드러납니다. 예컨대, 한 달 전만 해도 7시간 자는 것으로 충분히 피로가 풀렸는데, 최근에는 9시간을 자도 여전히 피로하다면, 이미 몸 속에서 무언가 변화가 시작된 것입니다. 또는 주말마다 즐기던 조깅이 갑자기 힘겹게 느껴진다면, 체력 문제가 아니라 심폐 기능의 이상일 수도 있습니다. 이처럼 일상의 리듬과 패턴이 어떻게 변했는지를 민감하게 읽는 것이 필요합니다. 패턴의 어긋남은 단순한 일탈이 아니라 병의 전조일 가능성이 크기 때문이죠.

관찰이 신호를 바라보는 눈이라면, 기록은 그 신호를 남기는 작업입니다. 앞서 설명했듯 '몸의 일지'를 쓰는 거죠. 하루하루 몸의 변화를 짧게라도 적어두면, 신호가 모여 하나의 이야기로 이어집니다. "오늘은 두통이 하루 종일 지속되었다." "일주일 전부터 식욕이 줄었다." "밤마다 세 번 이상 깼다." 이런 기록은 단순한 메모가 아니라 몸이 보낸 신호를 연결하는 보고서가 됩니다. 실제로 많은 의사가 환자가 가져온 기록을 보고 정확한 진단에 도달하곤 합니다. 그만큼 꾸준한 기록은 몸의 언어를 해석하는 가장 효과적인 도구입니다.

🍃 조용한 시간을 가져요

이처럼 몸의 신호를 캐치하려면 '조용한 시간'이 필요합니다. 현대인은 늘 바쁘고 일에 치이며 수많은 소음 속에서 살아갑니다. 스마트폰 알림, 업무 스트레스, 미팅과 약속으로 몸이 보내는 작은 신호를 감지할 틈이 없습니다. 그러나 잠시 눈을 감고 호흡에 집중하며 몸의 흐름을 따라가다 보면, 평소에는 들리지 않던 속삭임이 들리기 시작합니다. 쥐 죽은 듯 고요한 적막 가운데 몸의 신호는 쩌렁쩌렁 울리는 외침이 되죠. 가슴이 답답하다거나, 위장이 불편하다거나, 특정 관절이 미묘하게 뻐근하다는 느낌이 선명하게 살아납니다. 이를 위해 명상이나 저녁 산책, 혹은 짧은 스트레칭이 안테나를 높이 세우는 과정이 됩니다.

몸의 안테나를 튜닝한다는 것은 단순히 병을 조기에 발견하기 위한 기술이 아닙니다. 그것은 먼저 자기 자신과의 깊은 대화입니다. 관찰하고, 기록하고, 감정을 살피고, 리듬을 점검하며, 고요 속에서 귀 기울이는 과정은 결국 나를 돌아보고 존중하는 태도 그 자체입니다. 여러분의 몸을 사랑하고 몸의 신호를 믿어 보세요. 건강은 바로 그 지점부터 시작됩니다.

내 몸을 위한 3단계
건강문해력

우리는 수많은 건강 정보를 접하며 살아갑니다. 인터넷 기사에서부터 유튜브 영상, 쇼츠, SNS 뉴스피드에 이르기까지 하루에도 최고의 건강 비법이라며 수십 가지의 조언을 마구 쏟아냅니다. "이 음식이 암을 예방한다." "이 운동을 하면 10년은 젊어진다." "이 약만 먹으면 싹 낫는다." 하지만 무엇이 진실이고 무엇이 상술인지 일반인이 가려내는 건 그리 쉽지 않습니다. 더 큰 문제는 이런 정보를 무비판적으로 받아들이거나 바로 내 몸에 적용하는 태도입니다. 정작 내 몸이 보내는 신호는 무시한 채, 외부에서 들려오는 목소리만 따라가다 보면 오히려 건강을 해칠 수 있습니다.

실제로 요식업을 하던 중년 남성 석정 씨(가명)가 그랬습니다. 그는 우연히 인터넷에서 '간 해독에 좋다'는 홍보 영상을 보고 고가의 건강보조제를 주문하여 꾸준히 복용했습니다. 평소 무기력감과 피로감 때문에 걱정이 이만저만 아니었거든요. 그러나 정작 피로의 원인이 간이 아니라 수면 무호흡증 때문이라는 사실을 뒤늦게 알게 되었습니다. 석정 씨는 '내 몸이 보내는 신호'를 해석하지 않고, 아무 비판 없이 외부 정보를 수용했다는 점이었습니다. 본인의 문제를 정확히 파악하고 나서야 그는 엉뚱한 약을 먹느라 시간과 돈을 허비했다며 허탈해했지요.

석정 씨의 사례는 건강문해력이 없을 때 어떤 상황을 초래할 수 있는지를 잘 보여줍니다. 이미 정보는 너무 많아서 탈입니다. 우리에게 필요한 것은 의학 지식이 아니라 건강문해력입니다. 얼마 전까지만 해도 '문해력'이라 하면 단순히 글을 읽고 쓸 수 있는 능력을 의미했습니다. 그런데 요즘은 경제문해력부터 디지털문해력, 정치문해력, 종교문해력까지 다양한 분야에서 문해력이 요구되는 시대입니다. 그중에서 제일 중요한 문해력은 '건강문해력'일 것입니다. 온 천하를 얻고도 건강을 잃으면 모든 게 허사로 돌아가기 때문이지요.

🌿 내 몸에 집중하는 건강문해력

건강문해력은 최근 서구나 영미권을 중심으로 활발하게 논의되고 있는 주제입니다. 현재로선 다양한 경로에서 많은 주제로 연구가 진행되다 보니 건강문해력이라는 개념 역시 다양한 정의를 품고 있습니다. 이를테면, 미국의학협회AMA는 건강문해력을 의료 환경에서 필요한 기본적인 독해력으로 정의하고 있는 반면, 국제보건기구WHO는 개인이 건강 정보를 이해하고 이를 삶에 활용할 수 있는 능력으로 정의하고 있습니다. 지금은 이보다 훨씬 넓은 의미로 건강문해력을 다루고 있습니다.

저는 건강문해력이란 단순히 병의 이름이나 치료법을 암기하는 능력이 아니라 몸이 보내는 신호를 해석하고, 그것을 바탕으로 스스로 건강을 관리하는 능력을 말한다고 생각합니다. 즉 건강문해력을 키우려면 '건강 정보 → 무분별한 적용'의 일방적 과정이 아니라 '몸의 신호 → 대응'의 수용적 과정으로 전환하는 역발상이 필요합니다. 전문의로서 제가 정의하는 건강문해력의 본질은 '정보'보다 '몸'에 먼저 집중하는 것입니다. 인터넷에 떠도는 정보에 집착하는 게 아니라 자기 몸에 귀를 기울이는 자세입니다.

건강문해력은 두 가지 힘을 동시에 요구합니다. 하나는, 쏟아지는 건강 정보를 검증하고 가짜 정보를 걸러내는 힘입니다. 아무리 유명인이 추천한 식단이라도, 아무리 지인의 조언이라도, 과학적 근거가 없고 검증되지 않았다면 내 몸에는 해로울 수 있습니다. 다른 하나는, 내 몸이 직접 보내는 작은 신호를 읽고 대응하는 힘입니다. 신호를 응시하는 끈기도 필요하지만, 몸의 언어를 무시하지 않고 나만의 기록과 경험을 통해 맞춤형 해석을 할 수 있어야 합니다. 이 두 힘이 합쳐져야만 비로소 '진짜 건강문해력'이 됩니다.

🌿 3단계 건강문해력

이를 구체적으로 실천하기 위해 저는 건강문해력의 3단계를 제안합니다. 첫 번째는 '캐치'입니다. 캐치는 몸의 신호를 감지하는 단계입니다. 쉽게 말해, 캐치는 특정한 신호에 의도적인 '관점'을 갖는 것입니다. 적극적인 인지 행위라고 할까요? 만성 피로, 잦은 설사와 복통, 반복되는 편두통, 식욕 변화, 급격한 체중 감소 같은 것들이 모두 캐치해야 할 몸의 신호입니다. 의도를 갖지 않으면 인지할 수 없어요.

두 번째는 '체크'입니다. 신호를 잡아냈다면, 그것을 확인하고 해석하는 단계입니다. 야근으로 인한 단순 피로인지, 어젯밤

3차까지 이어진 회식으로 인한 컨디션 난조인지, 공복에 아침부터 커피를 마셔서 생긴 속쓰림 증상인지 해석을 요구합니다. 여기서 중요한 것은 진위 여부가 확인되지 않은 인터넷 검색 결과에 너무 의존하지 않는 자세입니다. 의학적으로 검증된 자료를 참고하고, 필요하다면 전문가의 진단을 받으며, 내 기록과 비교해 신호의 의미를 능동적으로 점검해야 합니다.

마지막으로 세 번째는 '케어'입니다. 캐어는 체크한 증상을 적극적으로 대응하는 단계입니다. 확인한 신호를 바탕으로 생활 습관을 조정하고, 필요한 경우 적극적인 치료를 통해 문제를 해결하려는 것이죠. 예컨대, 스트레스성 위염 신호를 확인했다면, 그릇된 식습관부터 조절하고, 필요하다면 의료진의 조언과 도움을 적극 구하는 것이 케어입니다. 신호를 캐치하고, 신호의 의미를 체크하며, 그에 맞는 행동으로 케어하는 과정을 거칠 때, 우리는 출처 불명의 외부 정보에 휘둘리지 않고 스스로의 건강을 능동적으로 관리할 수 있습니다. 결국 건강문해력이란 지식의 양이 아니라 몸의 언어를 듣고 이해하며 돌볼 수 있는 삶의 태도이자 현대인에게 가장 필요한 지혜입니다.

2장

걱정스러운
건강 위험 신호

우리는 늘 몸과 함께 살아가지만, 정작 몸이 보내는 목소리를 잘 듣지 못한 채 바쁘게 하루를 지나칩니다. 마치 몸이 우리 몸이 아닌 것처럼 지냅니다. 그러나 몸은 결코 침묵하지 않습니다. 작은 통증, 미묘한 불편감, 설명하기 힘든 변화로 끊임없이 신호를 보냅니다. 문제는 우리가 그 신호를 대수롭지 않게 여기며 지나쳐 버리는 데 있습니다. 몸의 신호는 거창하거나 대단하지 않습니다. 작은 찌릿함, 묘한 뻐근함, 쉽게 가빠오는 호흡. 이런 것들이 사실은 병보다 먼저 다가오는 '속삭임'입니다. 이 속삭임을 놓치지 않고 '캐치'하는 것, 그것이 건강을 지키는 가장 지혜로운 방법입니다.

평소보다 조금만 움직여도 숨이 차오르거나, 계단 몇 층을 오르지 않았는데도 숨이 가빠온다면 단순히 체력 저하 탓으로만 볼 수 없어요. 이 신호는 천식, 만성 폐질환, 폐렴 같은 호흡기 문제의 징후일 수 있으며, 심장이 혈액을 제대로 내보내지 못하는 심부전의 신호일 수도 있습니다. 식사후 오른쪽 윗배가 묵직하거나, 찌르듯 불편할 때가 있다면, '오늘 과식했나 보다'라고 넘기지 마시고, 혹시 췌장암이 아닐지 체크해야 합니다. 다리에 힘이 풀려서 풀썩 주저앉을 때, 단순한 피로가 아니라 허리 디스크로 인한 신경 압박이거나, 뇌혈관 질환이 아닐지 자신에게 되물어야 합니다. 몸은 이미 알고 있습니다. 문제는 우리가 그 신호를 얼마나 잘 들을 수 있는가입니다.

요즘 가슴이 자꾸
찌릿찌릿해요

"요즘 가슴이 자꾸 찌릿찌릿해요. 왜 그런 걸까요?"

내원한 환자분들 가운데 가슴이 묵직하거나 땅기듯 아프다고 호소하는 분을 만납니다. 실제로 가슴 통증은 근육 긴장이나 심장 문제, 호르몬 변화 등 다양한 원인으로 생길 수 있어서 무조건 큰 병을 의심하는 건 지나친 염려일 수 있어요. 하루 종일 책상 앞에 앉아 컴퓨터 작업을 한다거나, 어깨를 움츠린 채 스마트폰을 바라본 뒤에 느끼는 가슴 통증은 대부분 근육통에 불과합니다. 가슴 근육, 특히 흉근이나 늑간근이 긴장하면, 마치 바늘로 찌르는 듯한 통증이 나타나거든요. 이런 경우에는 자세를 바꾸거나 가벼운 스트레칭으로 풀어주면 쉽게 완화될 수 있습니다.

반면 가슴 통증이 심장과 관련될 때는 조금 더 주의가 필요합니다. 특히 조이는 느낌, 타는 듯한 압박감, 운동 중이거나 스트레스 상황에서 심해지는 통증은 협심증이나 심근경색 같은 심혈관질환의 신호일 수 있습니다. 이 경우 통증은 종종 왼쪽 가슴, 등, 팔, 턱 등으로 퍼지며, 숨이 차거나 식은땀이 나는 등의 동반 증상을 수반하기도 합니다. 몸은 단순한 불편함이 아니라 생명을 지키기 위한 긴급 신호를 보내고 있는 것입니다. 이러한 신호는 절대 무시해서는 안 되며, 즉시 전문 의료진의 도움을 받는 것이 안전합니다.

원인 ① 치밀유방

대부분 여성들은 월경 주기가 다가오면 가슴이 민감해집니다. 생리 전후, 에스트로겐과 프로게스테론 수치가 변하면서 유방 조직이 부풀거나 예민해져 찌릿찌릿한 느낌을 주는 거지요. 이 통증은 보통 주기적이고 양쪽 가슴에서 함께 나타나는 경우가 많으며, 생리가 끝나면 자연스럽게 사라지므로 크게 걱정하지 않으셔도 됩니다. 내원하는 분들 중에는 월경으로 인한 가슴 통증을 암으로 오인하시는 경우도 많은데요. 일반인들의 편견

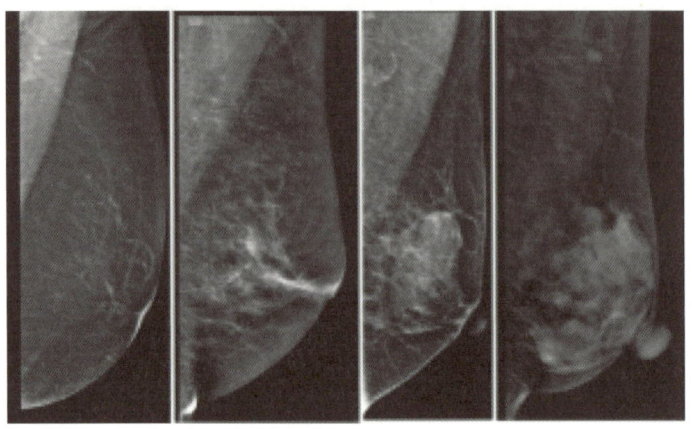
○ **치밀유방의 4단계**

과 달리, 실제 유방암은 전조증상이 거의 없고 통증도 느껴지지
않습니다.

일단 유방에 불편함을 느껴서 내원하는 분들은 '치밀유방緻
密乳房'인 경우가 80~90% 정도 되는 것 같아요. 치밀유방이라
는 건 유방 조직 중 유선(샘) 조직과 섬유 조직이 지방 조직보다
상대적으로 많은 경우인데요. 우리나라 여성이 특히 이런 치밀
유방 비율이 높다고 알려져 있습니다. 치밀유방은 비유하자면
나무들로 빽빽한 숲입니다. 이런 숲에 바람이 불면 촘촘히 자라
난 나무끼리 더 자주 부딪히는 것처럼, 치밀유방을 가진 여성은
작은 호르몬 변화에도 가슴이 부대끼고, 스트레스나 음주, 흡연
에도 쉽게 유방통을 느낄 수 있지요.

문제는 생리 주기와 무관하게 가슴 통증이 이어지거나 점점 심해질 때입니다. 이럴 경우, 다른 원인을 의심해야 합니다. 게다가 양쪽 가슴이 아니라 왼쪽이든 오른쪽이든 한쪽 가슴만 찌릿찌릿하다면 유방이 보내는 SOS 신호일 수 있습니다. 이때는 속히 내원하셔서 초음파 검사부터 받아보시는 걸 추천해 드립니다. 사실 유방 초음파는 우리 몸의 다른 어떤 부위보다 해독하기 어렵습니다. 유방을 초음파로 들여다볼 때, 환자마다 그 모습이 천차만별이기 때문인데요. 유방 조직이 환자마다 매우 다르고, 수유 중일 때 가슴과 출산 후 가슴, 폐경기의 가슴 등 환자의 나이와 상태에 따라서도 전혀 다르게 보입니다. 더군다나 치밀하고 촘촘한 유방 조직 사이로 숨어서 주인과 숨바꼭질하는 혹들도 많기 때문에 의사 입장에서 그 속에서 암의 씨앗을 식별해내기가 여간 어려운 게 아닙니다. 다른 병원에서 초음파 검사를 통해 암이 아니란 소견을 받고도 뒤늦게 저희 병원에 와서 암으로 밝혀지는 사례가 종종 있는 이유도 이 때문입니다.

저는 이러한 문제 때문에 내원한 환자분에게 언제나 초음파 검사와 함께 엑스레이 검사까지 권합니다. 초음파 검사로는 유방암의 초기 사인이 될 수 있는 '미세석회화'가 안 보이기 때문입니다. 나이 들면서 우리 몸의 세포 내에는 서서히 칼슘(석회)이 쌓이게 됩니다. 당연히 유방 조직에도 칼슘이 생기는데요. 얼굴에 하나둘 주름이 생기는 것처럼 자연스러운 노화 현상 중 하나입니다. 그런데 주름과 달리 유방 속 석회 가루가 초음파로는 잘 안 보이고 엑스레이 촬영으로만 보입니다.

미세석회화가 유독 어느 한 곳에 뭉쳐서 쌓이면 암세포가 뱉어낸 석회 가루일 가능성이 크고, 드문드문 점을 찍듯 하나씩 둘씩 보인다면 일반 세포가 만들어 낸 석회 가루일 가능성이 큽니다. 저는 전자를 '못된 석회화', 후자를 '착한 석회화'라고 부릅니다. 두 양상은 전혀 다른 소견을 가져옵니다. 유방 검사는 이처럼 착한 석회 가루들 사이에서 못된 석회 가루를 찾아내는 싸움입니다. 커다란 건초더미 속에서 바늘 하나를 찾는 느낌이지요.

결국 석회화가 흑화되기 전에 유방 조직을 샅샅이 살피려면 초음파 검사와 함께 엑스레이 검사를 받는 게 좋습니다. 초음파 검사가 '돋보기'라면 엑스레이 검사는 '현미경'에 비유할 수 있을 거예요. 저는 유방암 진

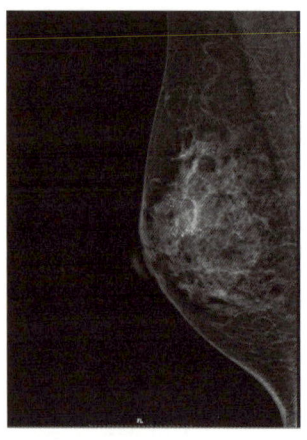

○ 유방암 석회화

단을 원하시는 분이라면 유방 전문 영상의학을 전문으로 하는 병원을 추천하고 싶어요. 그것도 병원을 여러 번 옮겨 다니지 말고 한 곳을 정기적으로 꾸준히 내원하면서 변화 과정을 살피는 게 바람직합니다. 유방은 다른 장기와 달리 추적관찰이 가능하기 때문이지요.

물론 가슴에서 통증을 느끼는 분들 중에 유방암인 경우도 있습니다. '염증성 유방암'이 그런데요. 염증성 유방암은 조직이 곪고 고름이 나면서 감염 부위처럼 가슴을 만지면 아픕니다. 간혹 손으로도 혹이 만져지는 증상으로 병원을 찾으시는데, 그때는 이미 2기 이상인 경우가 많습니다. 유방암이 주변 림프로 전이되는 사례가 빈번하거든요. 그래서 팔이 붓고 겨드랑이에 몽우리가 만져진다면, 이미 암이 임파선으로 전이되어 진단이 내려진 다음에도 경과가 매우 나쁠 수 있습니다.

염증성이 아니라면 환자가 아무런 통증을 느끼지 못하는 게 일반적입니다. 특히 젊은 여성이 아닌 폐경기 전후의 여성이 유독 편측 유방통을 호소한다면, 부위를 주의 깊게 살펴봅니다. 실제로 몇몇 케이스에서 유방암을 조기에 발견한 적이 있기 때문이지요. '딱 꼬집어 말하기 어려운 기분 나쁜 통증'이나 '쐐 하다'고 표현하시는 분들, 심지어 '가렵다'고 말씀하시는 분들도 있었는데, 그런 환자분들 모두 폐경기 여성이었거든요. 실제로 폐경기로 여성호르몬이 급격히 줄면서 유방 조직이 퇴화하면 유방통이 호전되는 것처럼 느껴질 위험이 있습니다. 단, 호르몬 대체요법을 받는 분들이나 체질적으로 섬유낭성 변화가 심한 분들이라면 언제든 유방통을 느낄 수 있습니다.

숨이 왜 갑자기
가빠질까요?

호흡은 생명과 직결된 주제입니다. 방금 막 계단을 오른 것도 아닌데 호흡이 거칠어지고 숨이 갑자기 가빠질 때, 우리는 본능적으로 '폐에 문제가 생겼나?' 하며 의심하게 됩니다. 숨이 갑자기 가빠지는 건 내 몸이 보내는 응급 경고 신호로 받아들이셔야 합니다.

숨이 차는 신체 반응은 두 갈래 원인에서 옵니다. 하나는 폐와 기도의 문제, 즉 호흡기 계통의 문제일 수 있고요. 다른 하나는 심장과 혈관의 문제, 즉 심혈관계의 문제일 수 있어요. 저는 내원한 환자분에게 숨이 차는 건 단지 폐만의 문제가 아닐 수 있기 때문에 증상의 결을 구분해서 봐야 한다고 늘 강조합니다.

쌕쌕거림과 기침 같은 기도 신호가 있으면 호흡기 쪽을, 반대로 눕기 힘들거나 다리 부기처럼 체액 정체의 단서가 있으면 심장 쪽부터 의심해 보라고 하죠. 핵심은 '어디서 숨통이 막히는가?'를 단서로 증상의 시작점을 명확히 아는 일입니다.

🌿 원인 ① 호흡기 문제

사실 숨이 차고 호흡이 가쁜 것은 우리가 활동할 때 신체가 보이는 전형적인 반응입니다. 반면 별다른 신체 동작이 없는데 숨이 자주 가빠진다면, 이 증상은 몸이 보내는 강력한 신호입니다. 소리와 체위, 그리고 체액의 흐름이라는 세 가지 단서가 교차하면서 우리는 폐와 심장을 가르는 길목에 서게 됩니다. 이 길목에서 올바른 분기를 택하는 것은 단순히 병명을 맞히는 행위가 아닙니다. 그것은 몸의 언어를 존중하고, 생명을 지키는 가장 직접적인 방법입니다. 숨이 차오르는 순간, 우리는 두 갈래 신호를 분별함으로써 스스로를 구할 수 있는 힘을 얻을 수 있습니다.

유방에 비해 호흡기 관련 신호는 비교적 분명합니다. 기침이나 가래, 쌕쌕거림 같은 소리는 기도 협착이나 염증을 드러내는 전형적인 신호입니다. 새벽에 '천식'이 심해질 때는 천명음(기도 폐색으로 발생하는 쌕쌕거림)과 답답함이 특징적으로 나타납니다

'폐렴'이라면 발열과 함께 심한 기침, 누런 가래를 동반하고, 흉막이 자극되면 숨을 들이쉴 때 날카로운 흉통이 느껴집니다. '기흉'이라면 한쪽 가슴이 찌르듯 아프고 숨이 갑자기 막히는 증상이 나타납니다. 특히 요즘 청년층에서 기흉 발병이 갑자기 많아진 것 같아요. 이렇듯 호흡기 원인은 '숨이 거칠어지는 소리'와 밀접한 연관이 있습니다.

원인 ② 폐암 문제

'폐암'으로 의심되는 경우도 있습니다. 초기 폐암은 거의 겉으로 드러난 증상 없이 검진에서 우연히 발견되는 경우가 대부분인데요. 호흡곤란이나 숨 가쁜 느낌은 초기보다 진행된 단계에서 나타납니다. 폐암에서 호흡곤란이 생기는 이유는 다음과 같은 여러 기전으로 설명할 수 있습니다. 첫째, 종양이 기도를 막아 숨이 가빠지는 경우(기도 폐쇄), 둘째, 암세포가 흉(폐와 흉벽 사이를 가르는 막)을 침범해 물이 고이는 경우(흉막 삼출), 셋째, 막힌 부위에 염증(폐렴)이나 무기폐(폐의 일부가 팽창된 상태를 유지하지 못하고 부피가 줄어 쭈그러든 상태)가 생기는 경우, 넷째, 암이 다른 장기(특히 폐, 흉막, 심장 주변)로 퍼지는 경우입니다. 하지만 폐암 말고도 호흡곤란의 원인에는 다른 요인도 많으므로 진단에 유의해야 합니다.

폐암의 가능성이 높은 경우는 활동할 때 증상이 나타나거나 그 증상이 수주에서 수개월에 걸쳐 점진적으로 심해지는 경우입니다. 만성 기침이나 객혈, 체중 감소, 40세 이상 환자분 중에 흡연 이력이 있는 경우, 다른 원인보다 폐암의 가능성이 높을 수 있어요.

저 같은 경우는 시아버님이 30년 동안 애연가로 사셨는데, 돌아가시기 1년 전부터 자꾸 가슴이 답답하다는 말씀을 하셨어요. 당시 코로나 시기와 겹치다 보니 그 신호를 제때 캐치하지 못하고 미온적으로 대처했던 것, 특히 아들과 며느리가 둘 다 의사인데도 그 부분을 세밀하게 살피지 못했던 것이 아직도 천추의 한으로 남아 있습니다.

🌿 원인 ③ 심혈관계 문제

반면 심혈관계의 신호는 소리보다는 체액의 흐름과 위치에서 드러납니다. 심부전의 위험이 있는 분이라면 눕기만 해도 숨이 막히고(기좌호흡), 밤에 갑자기 숨이 턱 막혀서 잠에서 깨기도(발작성 야간 호흡곤란) 합니다. 다리와 발목이 자주 붓는 것도 놓쳐서는 안 될 중요 단서입니다. 이는 심장이 사지 말단까지 충분히 혈액을 보내지 못하고 폐와 전신에 체액이 정체되기 때문입니다. 가슴을 누르는(압박감) 것 같거나 조이는(폐쇄감) 통증이 동반한다면, 심장 근육에 산소가 부족한 '허혈성 심장질환'일 가능성이 있습니다.

숨이 가빠지는 신호는 결코 사소한 증상이 아닙니다. 어쩌면 단순한 호흡 문제가 아니라 심장과 혈관, 전신의 균형까지 연결된 거대한 경고음일 수 있습니다. 쌕쌕거림이나 기침, 가래 같은 호흡기 증상이 나타나면 폐를 먼저 의심하고, 체위 변화와 부종이 동반된다면 심장을 먼저 살펴야 합니다. 핵심은 숨통이 막히는 자리를 단서로 삼아 몸의 언어를 이해하는 것입니다. 일상에서 몸의 신호를 외면하지 않는 태도, 그것이 암을 조기에 발견하는 첫걸음이자 생명을 지키는 확실한 방법입니다.

배가
살살 아파요

병원을 찾은 여성 환자분이 한껏 구부정한 자세로 진료실에 들어오면서 말합니다. "오른쪽 윗배가 살살 아파요." 여러분은 보통 배가 아프면 어떻게 하시나요? 대개는 소화가 안 돼서 그런가 보다 하고 소화제를 복용하지만, 단순 소화불량이 아니라 다른 문제라면요? 오른쪽 윗배가 아픈 신호는 담낭(쓸개)이나 담도, 간, 위에서도 올 수 있거든요. 담낭이나 담도 질환의 징후는 검진에서 흔히 잡히는 담낭용종, 담낭, 담도암 증상일 수 있기에 초기에 미세하게 들어오는 신호를 캐치하는 감각을 길러야 합니다.

원인 ① 기름진 음식과 담낭

기름진 식사를 마치고 밀려오는 '살살 아픈 통증'은 담낭이 보내는 첫 신호일 수 있습니다. 정면에서 오른쪽 윗배는 담낭이 있는 곳으로 특히 기름진 음식을 먹은 뒤 통증이 서서히 1~4시간 정도 이어지거나, 등이나 오른쪽 어깨까지 퍼지면 담석으로 담낭이 잠시 막혔다가 풀리는 전형적인 '담도산통(담낭산통)'일 수 있습니다. 이 단계에서 환자분이 느끼는 통증은 '칼로 찌르는 듯한 통증'보다는 '묵직하게 조이는 통증'인 경우가 많습니다.

담도산통은 양반일 수 있습니다. 통증이 6시간을 넘기거나, 열과 심한 압통이 겹쳐 오면 단순 산통을 넘어 '급성 담낭염'을 의심해야 합니다. 진찰할 때 숨을 들이쉬는 오른쪽 윗배를 누르면 너무 아파서 숨이 멈춰지는데, 이를 '머피 징후Murphy's Sign'라고 부릅니다. 이런 지경에 이를 때는 자가 진통제로 우직하게 버티지만 말고 어서 속히 전문의를 찾는 게 지혜로운 선택입니다. 무턱대고 참지 마세요. 만약 오른쪽 윗배 통증에다 발열과 황달까지 동반되면 담도가 감염과 폐색으로 막히는 '급성 담관염'일 수 있어요. 이 단계까지 간다면 응급실부터 찾아야 합니다. 시기를 놓치면 패혈증으로 진행될 수 있으니 즉시 응급실에서 항생제와 담도 배액(내시경 ERCP 등) 여부를 판단 받아야 합니다.

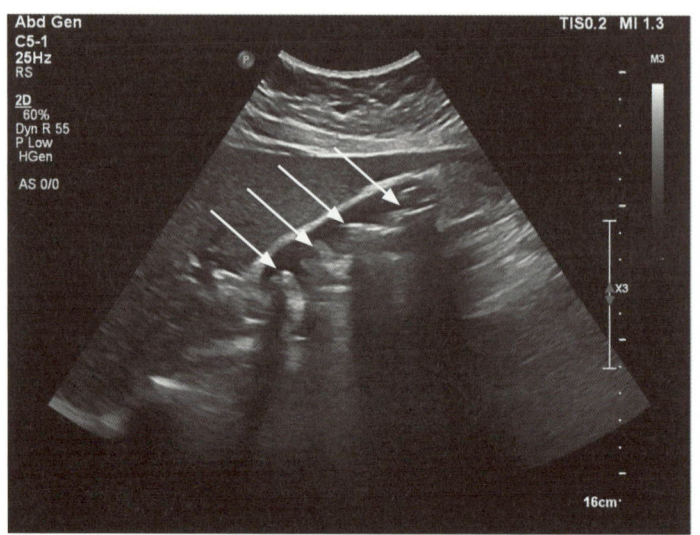

○ 담석을 동반한 담낭염

　　담낭과 담도 질환의 관점에서 두 가지를 명심하시라고 강조하고 싶습니다. 첫째, 검진에서 흔히 보이는 '담낭용종'은 대다수가 양성이라서 발견 즉시 암으로 단정하는 건 과한 추측일 수 있다는 겁니다. 대신 용종의 크기나 형태, 증상 유무에 따라 전문의와 추적 및 치료 전략을 합리적으로 찾으시라고 조언하고 싶습니다. 둘째, 반대로 통증과 발열, 황달, 구토 같은 조합이 보이면 '검진을 좀 더 해볼까?' 정도가 아니라 즉시 진료로 전환하라는 겁니다. '담도암'이나 '담관염'을 확인하는 경고 민감도를 높이셔야 합니다.

담낭과 담도 질환

종류	통증의 위치	통증의 성격
담도산통	오른쪽 윗배	• 기름진 음식 섭취 후, 1~4시간 통증 지속 • 통증이 등이나 오른쪽 어깨로 퍼질 경우 • 묵직하게 조이는 통증
급성 담낭염		• 6시간 이상 통증 지속 • 열, 심한 압통(머피 징후) 동반
급성 담관염		• 발열과 황달 동반 • 치료 시기 놓치면 패혈증으로 진행 • 즉시 응급실에서 진찰 필요

원인 ② 간의 염증성 비대

'잔잔하게 길게 가는 답답함'이라면 간염이나 간 질환 신호일 수 있어요. '칼칼하게 불편한 느낌'이 오른쪽 윗배를 강타하거나, 식욕 저하나 메스꺼움, 진한 소변이나 회색 변, 피부나 눈에 황달이 따라오면 십중팔구 '간염(바이러스성, 자가면역, 약물성 등)' 신호일 수 있습니다. 간 자체는 통증 신경이 없어 '침묵의 장기'로 불리지만, 염증성으로 비대해지면서 피막을 늘려 통증이 느껴지는 경우가 있어요. 이 신호는 담낭과 달리 식사나 음식과는 무관하고, 며칠에서 수 주에 걸쳐 완만히 지속되는 경향이 있습니다. 이 외에도 오른쪽 아래 폐에 폐렴이 오면서 그게 윗배 통증으로 느껴지거나, 대상포진(수포 전의 신경통), 오른쪽 신장, 요로결석 문제도 우상 복부 통증을 흉내 낼 수 있습니다. 간만 보다가 놓치기 쉬운 경우랍니다.

🍃 원인 ③ 위 문제

배가 아프다면 위 문제를 건너뛸 순 없을 거예요. 수저를 몇 번 들지 않았는데도 속이 더부룩하고, 금세 배가 찬 느낌이 들거나, 심지어 속이 메슥거리고 억지로 넘기다 체한 것처럼 명치 끝이 막힌 느낌이 든다면 위를 의심해 보셔야 합니다. 특히 몇 주에서 몇 달 동안 식사와 관련하여 비슷한 통증 패턴이 되풀이된다면, 그 자체가 검진으로 이어져야 하는 신호가 됩니다. 위 점막에 난 염증이나 궤양으로 속이 쓰리거나, 종양이 자라 통로가 좁아지면 음식을 목구멍으로 넘기는 순간 불편함이 느껴집니다. 안타깝게도 위암은 초기에 증상이 거의 없어서 이상 신호를 제때 감지하기 쉽지 않지요. 증상이 느껴질 때는 질환이 이미 상당히 진행된 상태일 수 있습니다.

위 문제와 관련한 증상으로는 조기 포만감(금방 배부름), 지속적인 더부룩함과 소화불량, 식사 후 통증, 메스꺼움과 구토, 체중 감소, 빈혈과 피로, 때로는 흑색변黑色便(멜레나) 같은 출혈이 대표적입니다. 이런 증상은 위염이나 위궤양 같은 양성 질환에서도 흔하지만, 몇 주 이상 지속되거나 증상이 점점 심해진다면 빨리 위내시경으로 확인하는 게 제일 안전합니다. 특히 밥을 먹으면 '자꾸 막히는 느낌'은 위의 윗부분에 문제가 있을 때 두드러지고, 식후 반복되는 구역질은 위 출구가 좁아질 때(위출구폐색) 나타나는 대표적인 신호일 수 있어요.

'반 그릇만 먹어도 배가 찬 느낌' 이른바 조기 포만감은 어떨까요? 다이어트를 하시는 분이라면 '땡큐'를 외치시겠지만, 소화 기계통 문제로 위가 제대로 비워지지 않거나 점막에 병변 때문일 수 있다는 점을 의심해야 합니다. 이들 모두는 식사라는 '상황'과 묶여 나타나는 신호입니다. '위암' 가능성이 높은 상복부 통증은 둔하고 지속적이며 점점 심해지는 것이 특징입니다. 이와 반대로 '양성 위장질환'은 타는 듯 쥐어짜는 통증으로 나타나며 공복이나 식후 상황과 더 연관이 있습니다. 양성 질환은 며칠에서 몇 주 안에 약이나 식이조절로 금방 호전이 되지만, 악성일 때는 증상이 수 주에서 수개월 이상 지속될 수 있어요. 마지막으로 중요한 차이점은 위암이 제산제를 비롯한 약물로 효과가 없거나 일시적이라면, 양성 질환은 약을 복용하면 뚜렷한 효과를 보인다는 것입니다.

한국은 위암이 비교적 흔해서 보건 당국도 정기 위내시경을 시행하다 보니 다행히 다른 나라에 비해 조기에 발견하는 비율이 높습니다. 우리나라 국가암검진은 만 40세 이상 남녀에게 2년에 한 번 위내시경, 또는 상부 위장관 촬영을 권고하고 있습니다. 별다른 증상이 없어도 주기적으로 확인하셔야 하고, 조금이라도 증상이 있다면 시기를 앞당겨 검사받아야 합니다. 여기에 더해, 헬리코박터파일로리 감염은 한국에서 가장 중요한 위암 위험 요인으로 꼽히므로 가족력이 있거나 과거 내시경에서 '만성 위축성 위염'이나 '장상피화생'을 지적받았다면, 평소 주기적인 검진 전략을 세워두는 것이 좋습니다.

등이 괜히
시큰거리고 아파요

우리 몸은 늘 스스로 상태를 알려주려 합니다. '불쾌'라는 신호, '통증'이라는 신호를 통해 우리에게 말을 거는 거죠. 그중에서도 일상에서 흔히 경험하는 증상 중 하나가 바로 등 통증입니다. '피곤해서 그렇겠지.' '자세가 나빠서 그렇겠지'라며 쉽게 넘겨버릴 수 있지만, 등 통증은 단순한 근육 뭉침부터 심각한 질환에 이르기까지 다양한 원인을 품고 있습니다. 잘못된 자세와 스트레스, 장기臟器 이상, 노화 등 원인은 다양하겠지만, 공통으로 통증이 말해주는 메시지는 하나입니다. "몸을 돌보라"는 신호입니다.

원인 ① 바르지 못한 자세

첫 번째 신호로 가장 흔한 원인은 잘못된 생활 습관과 자세 문제입니다. 장시간 책상 앞에 앉아 있거나 스마트폰을 내려다보는 자세는 척추와 등 근육에 무리를 줍니다. 이런 경우, 등 통증은 "몸을 움직이라"는 메시지를 보내고 있는 거죠. 스트레칭이나 자세 교정으로 통증이 완화된다면, 이는 몸이 보내는 경고음에 잘 응답한 셈입니다. 일상의 습관 변화로 문제가 해결된다면 다행일 겁니다. 하지만 등이 시큰거리는 아픔이 다른 질환을 가리키고 있을 수 있습니다.

원인 ② 스트레스로 인한 경직

두 번째 신호로는 스트레스와 마음의 무게입니다. 등 통증의 원인은 단순히 신체적인 문제에만 국한되지 않으며, 심리적 요인 역시 강하게 작용합니다. 스트레스가 쌓이면 어깨와 등 근육에 무의식적으로 힘을 주게 되고 이는 경직으로 이어집니다. 이때 통증은 마치 누군가 무거운 짐을 등 위에 올려놓은 듯한 느낌을 줍니다. 이는 몸이 "마음을 돌보라"라는 신호를 보내는 중입니다. 심리 문제는 단순한 마사지나 약물로는 해결되지 않으

며, 휴식과 마음의 여유, 때로는 전문적인 심리 상담이 요구될
수도 있습니다.

🌿 원인 ③ 장기 이상

세 번째 신호는 장기 이상이 전하는 깊은 울림입니다. 때로
등 통증은 단순 근육 문제를 넘어 내부 장기에 이상이 있음을
알리는 경고음일 수 있습니다. 췌장이나 신장, 심장 같은 장기들
은 위치상 등과 가깝기 때문입니다. 특히 '췌장암'은 배의 뒤쪽,
즉 척추 바로 앞쪽에 있어서 종양이 커지면 뒤쪽 신경과 신체조
직을 압박해서 등이 아플 수 있어요. 특히 췌장 체부體部와 미부
尾部에 암이 발생하면 허리와 등에 방사통이 잘 나타납니다. 특
징은 '둔하고 깊은 통증'으로 찌르는 느낌보다는 묵직하고 지속
적입니다. 바로 눕거나 기대면 증상이 심해지며 밤에 더 아파지
다 보니 잠에서 깨는 분들도 많습니다.

일반 근골격계 통증(안 좋은 자세나 근육 뭉침)은 움직임이나
스트레칭에 따라 나아지지만, 췌장암과 관련된 통증은 체위를
바꿔도 큰 변화가 없습니다. 물론 등 통증만으로 췌장암을 의심
하기는 어렵겠지만, 지속적이고 깊은 등 통증과 체중 감소, 소화
불량, 황달, 새로 생긴 당뇨가 동반되면 반드시 정밀 검사를 받

아봐야 합니다. 특히 췌장암은 예후가 좋지 않아서 조기 발견이 생존율을 좌우합니다. 저 역시 등이 아프다고 오신 환자분 중에서 췌장암을 발견한 사례가 있습니다. 등 통증이야말로 그나마 몸이 보여주는 몇 안 되는 조기 신호일 수 있습니다.

원인 ④ 신장 결석

네 번째, 신장 문제 역시 등 통증과 관련이 있을 수 있습니다. '신장 결석' 같은 경우는 옆구리와 허리에 '칼로 찌르는 듯 날카롭게 퍼지는 통증'을 보냅니다. 이 통증은 "지금 당장 진료가 필요하다"는 절박한 메시지일 수 있습니다. 등 통증을 단순히 근육 문제로 오해한다면 치명적인 결과로 이어질 수 있습니다.

원인 ⑤ 자연스러운 노화

다섯 번째 신호는 시간이 알려주는 노화의 과정입니다. 안타깝지만 나이가 들수록 등 통증은 흔한 동반자가 됩니다. 척추가 닳고 좁아지고, 디스크가 약해지며, 근육의 탄력이 떨어지면서 다양한 문제를 일으키죠. 평소 너무 무리하지 말고, 무거운 물건은 되도록 조심해서 옮겨야 합니다. 단순히 나이 탓으로 돌리기보다 노화라는 자연스러운 흐름을 받아들이면서도 건강을 유지하기 위한 지혜가 필요합니다.

등 통증은 일상에서 누구나 겪을 수 있는 흔한 증상이지만, 그 안에 담긴 메시지는 결코 가볍지 않습니다. 등 통증을 가벼이 지나치지 말고 몸이 보내는 소리에 귀를 기울여 듣는다면, 통증 완화를 넘어서 일상의 삶을 지키는 무기가 될 수 있습니다.

다리에 갑자기
힘이 빠져요

아파트 엘리베이터를 기다리다가, 혹은 정류장에서 버스를 기다리다가 문득 다리에 힘이 탁 풀리는 때가 있으신가요? 평소처럼 걷다가도 도중에 다리가 무거워서 한 번쯤 앉아서 쉬었다 가야 한다면, 이 상황에서 여러분이라면 어떻게 하시겠어요? '잠깐 어지러웠나?' '오늘 밥을 적게 먹어서 그런가?' 대수롭지 않게 넘기실 건가요? 다리는 거짓말을 하지 않습니다. 다리에 힘이 풀린다는 건 예사롭게 넘길 수 없는 신호입니다.

원인 ① 뇌졸중

먼저 '몸의 한쪽이 갑자기 무너지는 느낌'이 들면 뇌에서 온 신호일 수 있습니다. 이 신호에서 핵심은 '몸의 한쪽'과 '갑자기'입니다. 왼쪽이든 오른쪽이든 편측성이 느껴지면 일단 '뇌졸중(중풍)'을 의심해야 합니다. 얼굴이 한쪽으로 쳐지거나, 한쪽 팔다리에 힘이 쭉 빠지거나, 아니면 마비가 오는 경우, 갑자기 말이 어눌해지거나 단어가 잘 떠오르지 않는다면, 설령 몇 분 뒤에 증상이 잠깐 괜찮아졌다고 하더라도 바로 병원 응급실부터 가야 합니다.

뇌졸중은 '패스트FAST'부터 기억해야 합니다. 영어로 패스트는 '빨리' 대처해야 할 문제임을 의미합니다. 또한, 패스트는 두문자어頭文字語이기도 한데, 각기 'Face(얼굴)-Arm(팔)-Speech(말)-Time(시간)'의 약어를 뜻합니다. 대한뇌졸중학회 역시 뇌졸중 증상이 '갑자기' 나타나며 보통 오른쪽이나 왼쪽 중 한 곳으로 온다고 말합니다. 물론 이 경우에 즉시 119를 호출해야 하며 자신이 있어도 자가운전은 절대 금물입니다.

뇌졸중 FAST 법칙

F Face	얼굴 마비	• '이~' 소리를 내며 웃었을 때 한쪽 얼굴에 안면 떨림과 마비가 온다.
A Arm	한쪽 팔 마비	• 양쪽 팔을 들어 올렸을 때 한쪽이 힘 없이 처진다.
S Speech	언어 장애	• 발음이 어눌하거나 말이 잘 나오지 않는다.
T Time	골든 타임	• 증상이 나타나면 바로 119에 연락해 골든 타임을 놓치지 않는다.

원인 ② 허리 문제

허리 아래에서 전기가 끊긴 것처럼 힘이 풀린다면 허리나 엉치에 문제가 생긴 것입니다. 허리 통증 뒤에 다리 힘이 빠지고, 걸을수록 다리가 후들거리거나, 다리 감각이 둔해지고(저림이나 마취감), 심하면 방광과 장(腸) 조절에 이상이 온다면(예를 들어, 소변을 보려 해도 잘 안 나오거나 참지 못하고 소변이 새는 경우), 척수 말단 신경다발 압박(마미증후군) 같은 응급 신경학적 상황을 의심해 볼 수 있습니다. 이 경우라면 시간과의 싸움입니다. 때를 놓치면 대소변 장애나 영구 마비가 남을 수 있으므로 즉시 응급실을 찾아야 합니다.

허리 디스크의 원인은 생각보다 다양합니다. 추간판이 탈출한 경우, 종양이 생긴 경우, 심한 협착이 있는 경우, 여기에다 드문 감염까지 여러 원인을 따져봐야 합니다. '허리통증 + 양쪽 다리 힘 저하·감각 이상 + 배뇨·배변 이상'은 적색 신호로 반드시 기억해 두어야 해요. 양측 다리에 힘이 빠지는 현상이 신체를 따라 위아래로 퍼져간다면 이는 면역계 신호일 수 있습니다. 갑자기 시작되어 몇 시간에서 며칠 사이 위로 번져(발 → 종아리 → 허벅지 → 팔) 오르고, 저림이나 바늘로 찌르는 느낌이 동반되며, 호흡까지 가빠진다면 '길랭-바레증후군GBS(원인이 명확하지 않은 말초신경계에 손상을 주는 자가면역질환)' 같은 급성 말초신경 면역질환도 생각해 볼 수 있습니다.

🍃 원인 ③ 말초동맥질환

운동할 땐 어느 정도 버티다가 어느 지점부터 다리가 힘없이 스르르 풀린다면 혈관에서 오는 신호일 수 있습니다. 평소엔 괜찮다가 오르막에서 일정 거리쯤 지나면 다리가 뒤에서 당기는 통증과 함께 힘이 풀려 멈추게 되거나, 중간에 꼭 쉬고 다시 걸어야 한다면 '말초동맥질환PAD'을 의심해 볼 수 있습니다. 이 질환은 '근육'이 아니라 다리로 가는 '혈류'가 모자라 생기는 문제입니다. 이 질환이 진행되면 밤에 종아리 통증으로 잠에서 깨거나, 평소 발이 차갑고 창백하며, 맥이 약해 잘 잡히지 않습니다. 흡연이나 당뇨, 고혈압, 고지혈증이 위험 요인으로 지목되죠. 이 신호 패턴은 운동 신경 문제와 구별되는 '혈관성' 신호로 볼 수 있어요.

🌿 원인 ④ 말초신경과 근육 문제

반대로 신경이나 근육을 누가 잡아당기는 듯한 느낌이 들 때는 '말초신경'과 '근육'에 문제가 발생한 것일 수 있어요. 평소 자주 넘어지거나 발목이 삐끗(회전)하는 경우, 특정 신경 분절을 따라 다리 통증이나 저림이 타고 내려오는 경우, 발끝이 자꾸 계단이나 땅에 걸리거나, 특히 엄지발가락이 잘 안 올라가는 경우라면, 요추 신경근(디스크)이 눌리고 있다는 압박 신호일 수 있습니다. 반대로 근육 자체의 문제(염증성 근병증, 아니면 약물이나 갑상선, 저칼륨 등 대사성 근병증)는 통증보다 '전반적 무력감'이 두드러지고 편측성보다는 양측성인 경우가 많습니다.

의심 신호를 데이터로 의사에게 전달하고 싶을 때는 증상을 메모해 갑니다. 메모를 쓸 때는 '언제(갑자기/서서히)', '어디가(한쪽/양쪽)', '무엇과 함께(얼굴, 말투, 허리, 배뇨, 저림, 거리)', '얼마나 오래(지속)', '오늘과 어제의 차이'라는 다섯 가지 정보로 나누어 제시한다면 빠르고 정확한 진단이 가능합니다. 저는 늘 이 다섯 가지 기준을 갖고 접근하거든요. 또한, 본인이 암이나 혈관질환, 당뇨 등 위험 요인이 있는지, 새로 복용하기 시작한 약(특히 스테로이드, 스타틴 등)이 있는지도 같이 적어 갑니다. 낯선 조합이 반복된다면 이때가 바디 시그널이 주는 가장 강한 메시지임을 기억해야 합니다.

3장

간과하기 쉬운
건강 위험 신호

의사로서 20년간 진료하며 제가 본 가장 안타까운 장면은 환자분들이 이미 오래전에 날아온 몸의 신호들을 받고도 뜯지 않은 채 서랍에 넣어두는 모습이었습니다. "왜 진작 오지 않으셨어요?" 저의 질문에 환자 분들은 거의 비슷한 대답을 하십니다. "몰랐어요. 설마 이렇게 심각한 줄은..." "누가 저에게 이 신호가 이런 의미라는 걸 알려주었더라도 제가 이렇게까지 무섭하게 지내진 않았을 거예요." 하지만 사실 우리는 알고 있습니다. 몸의 신호는 계속 우리에게 경고의 메시지를 주고 있었다는 것을요. 단지 우리가 받으려고 하지 않았을 뿐입니다.

바디 시그널은 몸이 보내는 짧은 쪽지입니다. 매일 같은 내용으로 배달됩니다. 그것도 여러 번 반복해서 전달됩니다. 그런데도 우리는 눈 하나 깜짝 안 하고 이 쪽지를 놔두는 경우가 너무 많습니다. 쪽지를 다시 열어볼 때쯤엔 이미 늦은 뒤지요. 매번 전달된 메모들이 쌓이고 쌓여 한 편의 이야기를 만들 때, 우리는 뒤늦게 그 이야기 속에 '위기'도 있고 '갈등'도 있었다는 걸 깨닫게 됩니다. 오늘의 작은 불편은 내일의 큰 문제를 피하게 해주는 경고장일 수 있습니다. 이번 장에서는 이 이야기를 해볼까 해요.

아침마다 몸이
찌뿌듯해요

아침이면 따스한 햇살보다 먼저 다가오는 게 있습니다. 바로 온몸을 감싸는 '무겁고 찌뿌듯한 기운'입니다. 몸이 천근만근 돌덩이처럼 가라앉은 느낌, 머리는 지끈지끈 아프고, 팔다리에는 힘이 하나도 없습니다. 활기찬 아침이 아니라 축 늘어진 아침을 맞이하는 게 하루이틀 계속됩니다. 요즘은 도통 잠을 자도 잔 것 같지 않고 언제나 삶에 의욕이 떨어져서 고민입니다. 왜 이럴까요?

🍃 지속적인 피로에 주목하라

우리는 늘 눈으로는 글을 읽고, 입으로는 마음을 남에게 전달하지만, 정작 몸이 들려주는 말에는 너무 무심합니다. 많은 환자분이 아침마다 찌뿌듯한 증세를 "어제 술을 너무 마셨나?" 혹은 "나도 이젠 늙었나 봐"라는 푸념으로 퉁치는 것 같아요. 아침마다 찾아오는 찌뿌듯함이 단순히 피로하다는 몸의 반응일 수 있지만, 더 유심히 들어보면 "내 몸부터 살펴달라"는 호소일 수도 있습니다. 이상 신호가 지속적이고 반복적으로 나타난다면, 체내 어딘가에서 염증이나 순환 문제, 혹은 면역력 저하가 진행되고 있음을 암시할 수 있지요.

때때로 그것은 간이나 신장에서 생긴 작은 이상, 심지어 암세포가 우리 몸 어디에선가 조용히 숨어서 움트고 있음을 알리는 신호일 수 있습니다. 일전에 제가 일하는 병원에 내원하신 환자분들의 사례를 주욱 훑어본 적이 있어요. 의외로 피로감과 막연한 불편감이 암의 초기 증상이었던 케이스가 적지 않아서 놀랐습니다. 특히 숙면을 했는데도 좀처럼 피로가 풀리지 않고, 계속해서 몸이 무겁게 눌린 듯한 느낌이 이어진다면 무심코 넘기지 말고 가까운 병원을 찾아야 합니다.

일례로 수년 전 중년의 지석 씨(가명)는 몇 달 동안 아침마다

'몸이 납덩어리처럼 무거운 느낌'을 느꼈습니다. 처음에는 막연하게 회사에서 잦은 영업과 외근으로 받은 스트레스 때문이라고 여겼죠. 직장을 그만둘 순 없으니 가벼운 운동이라도 해야겠다고 생각했답니다. 그런데 시간이 지나도 증상이 나아지기는커녕 점점 심해졌고, 이제는 낮에도 쉽게 피곤해져서 일이 손에 안 잡힐 지경이 되었습니다. 그제야 병원을 찾았고, 그 결과 간수치 이상과 함께 간에 혹이 발견되었습니다. 그나마 이상을 감지하고 병원 진찰을 받은 덕분에 조기 간암 진단을 받은 거죠.

지석 씨 같은 케이스는 몸이 보내는 작은 신호가 암의 전조가 될 수 있음을 보여주는 사례 중 하나에 불과합니다. 아침 기상과 함께 느껴지는 찌뿌듯함은 근육 피로나 혈액순환 장애, 호르몬 불균형 같은 비교적 가벼운 원인일 수 있어요. 동시에 간질환이나 신장 질환, 갑상선 이상, 또는 초기 암과 같은 중증 질환의 출발점일 수도 있습니다. 핵심은 그 신호가 일시적인가, 아니면 반복적이고 지속적인가를 구별하는 데 있죠. 단순 피로 누적이나 일시적 생활 습관의 결과로 나타나는 '일회성' 현상인지, 아니면 일정 기간 반복적으로 재현되는 '지속성' 현상인지를 면밀하게 나누어 봐야 합니다.

의학적으로 일시적 불편감은 휴식이나 수면, 수분 보충과 같은 기본적 생활 조정으로 호전되지만, 반복적이고 점진적으로 악화되는 증상은 체내 장기 기능 저하나 대사 이상, 혹은 종양성 병변 같이 보다 근본적인 질환의 징후일 가능성이 높죠. 따라서 단순한 불편감과 질병의 초기 신호를 나누는 가장 중요한 기준은 신호의 '지속성'과 '반복성'에 있으며, 평소 통증을 느낄 때마다 캘린더나 다이어리에 표시해 두며 체크하는 습관을 들여야 합니다. 자가추적관찰을 해보는 거죠.

아침마다 느끼는 찌뿌듯함은 시간이 지나면 사라지는 하찮은 불편감이 아닙니다. 그것은 내 몸이 내게 보낸 편지, 그러나 내가 뜯지 않았던 편지입니다. 몸이 보내는 신호는 어쩌면 스스로를 아끼라는, 좀 쉬면서 하라는, 그렇게 다그치지 않아도 된다는 따스한 조언일지도 모릅니다.

새벽에 자꾸
잠에서 깨요

"어젯밤은 잘 주무셨나요?"

하루 중 우리가 잠으로 보내는 시간이 평균 8시간이라고 합니다. 평균 수명을 75세에서 80세로 가정할 경우, 잠으로 보내는 시간은 대략 25년에서 26년 정도가 되는 것이고, 이를 시간으로 환산하면 무려 227,000시간을 아무것도 안 하고 오로지 수면에 빼앗기는 셈이죠.

밤은 휴식의 시간입니다. 하루 종일 지친 몸을 내려놓고 수면 속에서 에너지를 회복하는 순간, 우리는 다음 날을 살아갈 에너지를 충전합니다. 그러나 어떤 사람에게는 밤은 고요한 쉼이 아니라 불안과 긴장의 무대가 되곤 합니다. '잠을 자야 하는

데, 왜 잠이 오지 않을까?'라는 조급한 생각이 머릿속을 맴돌고, 한 마리 두 마리 양을 세다가 날밤을 새우는 날이 점점 늘어납니다. 이는 단순한 일상의 피로가 아니라 우리 몸이 보내는 중요한 바디 시그널일 수 있습니다.

🍃 무시하면 큰코다치는 수면의 역할

수면은 단순한 쉼이 아니라 인체의 항상성homeostatis(개체 혹은 세포의 상태를 일정하게 유지하려는 성질)을 위해 필수 과정입니다. 우리 몸은 깊은 수면에 진입하는 동안 낮에 축적된 몸의 노폐물을 청소하고, 면역체계는 새로운 에너지를 공급받습니다. 뇌는 깨어있을 때 수용한 정보를 하나씩 꺼내어 다시 정리하고 저장하는 일을 담당하죠. 한 마디로 수면 중에 우리 몸은 완전히 해체되었다가 마치 레고 블록처럼 처음부터 다시 조립되는 과정을 거치는 겁니다. 우리 모두 자면서 하룻밤 동안 죽음을 경험하는 셈이지요.

하지만 수면이 지속적으로 방해받으면 우리 몸은 곧바로 짜증을 냅니다. 이 상황을 전문적으로 '수면 박탈sleep deprivation'이라고 하죠. 이런 상태가 반복될 경우, 스트레스 호르몬인 '코르티솔'이 과잉 분비됩니다. 이 호르몬이 초기에는 우리 몸을 각성시키고 긴장하게 만들어 일이나 업무에 집중하도록 유도하지만, 장기적으로 우리 몸이 이 호르몬에 노출되면 면역체계에 큰 타격을 줍니다. 잠만 못 자도 금세 면역력이 떨어지는 겁니다. 이처럼 불면증은 단순히 수면을 방해하는 개구쟁이가 아니라 건강과 생명을 위협하는 불청객이 될 수 있습니다.

이뿐 아닙니다. 코르티솔이 과잉으로 분비되면 면역을 조율하는 멜라토닌의 분비가 억제됩니다. 멜라토닌은 단순히 '잠을 부르는 호르몬'이 아니라 암세포의 성장을 억제하는 항산화 작용과 면역세포 활성화에 직접 관여하는 '착한 호르몬'입니다. 따라서 수면 부족으로 멜라토닌 수치가 낮아지면, 우리 몸의 면역군이 약화되고, 평소에는 쉽게 제거되던 돌연변이 세포들이 몸에 점차 쌓이게 되죠. 단기적으로는 피로와 무기력 등 표면적인 컨디션 저하 증상으로 나타나지만, 장기적으로는 암 발생 위험을 높이는 조건을 만들게 됩니다.

간혹 "잠은 죽어서 자면 된다"는 말을 하는 분들이 계신데요. 수면은 우리 몸의 면역력을 지키고 노폐물을 청소하는 중요한 시간이기 때문에 반드시 적정 수면 시간을 지켜야 합니다. 수면의 효능을 무시하단 큰코 다치는 이유, 아시겠나요?

🌿 불면증의 의미

의학적으로는 불면증을 어떻게 정의할까요? "적절한 수면 시간이 주어지고, 수면에 대한 명확한 의지가 있음에도 잠들기 어렵거나, 잠에 들어도 자주 깨고, 깨고 나면 다시 잠들지 못해 다음 날 일상 기능에 지장을 주는 상태가 최소 두세 달 이상 지속되는 경우"가 불면증입니다. 이는 단기적 수면장애와는 다릅니다. 며칠 동안 잠을 설치거나 밤중에 깨는 일은 누구에게나 일어날 수 있으며, 시간이 지나면 바로 회복이 가능합니다. 하지만 수개월 이상 이어지는 만성적 불면은 단순한 생활 습관 문제가 아니라 질병의 하나로 접근해야 합니다.

과거 제 경험을 돌이켜보면, 시험 기간엔 새벽까지 공부하다가 늘 책상 앞에 엎드려서 쪽잠을 자는 게 저의 오랜 습관이었습니다. 당연히 아침에 일어날 때마다 몸이 납덩이처럼 무겁고, 머리는 안개가 낀 것처럼 흐리멍덩했습니다. 처음에는 단순히 공부 스트레스 때문에 그런 거겠지 무시하고 넘겼습니다. 하지만 어느 날 갑자기 몸에 두드러기가 나더니 입안이 헐어 식사하는 것도 힘들어졌죠. 바디 시그널의 관점에서 본다면, 몸이 저에게 보내는 경고였습니다. '잠이 부족해, 회복이 필요해, 이대로는 오래 버티기는 힘들어.' 몸은 저보다 앞서 위험을 알고 있었던 것입니다.

다시 한번 말씀드리지만, 결국 중요한 것은 '캐치'입니다. 불면증은 단순한 수면 문제를 넘어 건강 전체를 위협하는 신호일 수 있습니다. 안테나를 켜고 몸이 반복적으로 보내는 신호를 받아들이는 것, 그것이 곧 질병 예방의 시작이자 건강하고 명랑한 인생의 출발입니다.

출산 후 체중이
줄지 않아요

예나 지금이나 출산은 여성이 인생에서 경험하는 가장 큰 관문 중 하나로 꼽힙니다. 아홉 달 동안 뱃속에 아이를 품으면서 산모는 많은 것을 포기해야 합니다. 일단 음식부터 가려 먹어야 합니다. 좋아하던 커피도 마실 수 없죠. 체형도 달라지고 체중도 불어납니다. 문제는 이처럼 변한 산모의 몸이 출산 후 곧바로 이전으로 돌아가지 않는다는 겁니다. 늘어난 체중에 뱃살, 팔뚝과 허벅지 등 쉽게 빠지지 않는 부위가 보기 싫어 거울 앞에 서는 게 싫다고 푸념하는 분들을 종종 보게 됩니다.

출산 후 체중이 줄지 않는 경우는 저도 두 아이를 낳은 엄마다 보니 공감이 많이 됩니다. 주변에서는 "아이를 낳았으니 당연한 거야" "시간 지나면 다 빠져"라고 위로하지만, 몇 달이 지나도 미동조차 없는 야속한 체중계를 바라보며 한숨만 나오시죠? 그런데 출산 후 체중이 줄지 않고 계속 변화가 없다면 한 번쯤은 의심해 볼 필요가 있습니다. '이거 혹시 체중 문제가 아닐 수도 있잖아?' 빠지지 않는 체중도 의미 있는 신호일 수 있기 때문이죠.

🌿 출산 후 체중이 줄지 않는 이유

출산 직후, 여성의 몸은 질풍 같은 호르몬 변화를 겪습니다. 열 달 동안 치솟던 에스트로겐과 프로게스테론은 출산하는 순간 급전직하합니다. 이 때문에 체내 대사는 대혼란을 겪는데, 이때 피로와 우울, 불면증이 뒤섞여 나타납니다. 이런 혼란기가 곧 지나가면 다행이겠지만, 몇 달 이상 아무 변화 없이 이어진다면 이야기는 달라집니다. '갑상선' 기능 이상이 체중 뒤에 숨어 있을 수 있기 때문이지요. 갑상선이 제 역할을 하지 못하면 대사는 느려지고, 아무리 노력해도 체중이 쉽게 줄어들지 않아요.

병원에 내원했던 30대 여성 진희 씨(가명)의 사례가 그랬습니다. 출산 후 여섯 달 동안 진희 씨는 매일 체중계만 보았습니다. 식단도 조절하고 가벼운 운동도 시작했지만, 체중계 바늘은 마치 접착제로 붙여놓은 것처럼 내려갈 줄 몰랐죠. 오히려 아침마다 피로가 심해졌습니다. 결국 제 진료실을 찾은 진희 씨는 '산후 갑상선 기능 저하증'이라는 진단명을 받았습니다. 약물치료가 시작되자, 거짓말처럼 갑상선 기능은 회복되었고 체중도 금세 안정을 찾았어요. 체중이 줄지 않는다는 건 단순 체형의 문제가 아니라 몸이 보내는 신호였던 거죠.

갑상선 문제가 아니라면 '대사 문제'일 수도 있습니다. 체내 호르몬 밸런스가 깨지면서 대사량이 떨어지고 지방 분해가 원활하지 않을 수 있거든요. '스트레스 호르몬'으로 불리는 코르티솔이 출산 후 육아로 인한 수면 부족과 스트레스로 분비되면 지방 축적이 촉진됩니다. 또한, 임신 중에 늘어난 체중은 근육이 아니라 지방이 축적된 결과라서 기초 대사량이 출산 이전으로 돌아가는 데 많은 시간이 필요할 수 있습니다.

일부는 모유 수유가 체중 감량에 도움이 될 거라고 하는데, 그렇지 않은 산모도 적지 않습니다. 무엇보다 임신 중 지방이 복부와 엉덩이, 허벅지에 주로 저장되는데, 이 부위 지방은 잘 안 빠지는 특성이 있어요. 특히 복부 지방(내장 지방)은 호르몬의 영향으로 고착되기 쉽습니다. 게다가 엄마들이 그간 먹고 싶었던 음식을 마음껏 먹으면서 수유로 빠졌던 체중이 상쇄되는 것도 있습니다. 그 밖에 육아로 인한 수면 부족과 스트레스는 렙틴(포만감을 일으키는 호르몬)을 줄이고, 그렐린(식욕을 촉진시키는 호르몬)을 늘려 비만을 유도하죠. 산모 개인의 유전적인 원인도 무시할 수 없고요.

또 임신 중 많은 여성이 경험하는 '임신성 당뇨'를 의심할 수도 있겠지요. 혈당을 조절하는 인슐린이 제대로 작동하지 않아 '인슐린 저항성'이 나타나면, 몸은 에너지를 효율적으로 쓰지 못하고 지방은 쉽게 쌓이는 악순환에 빠지게 됩니다. 40대 산모 유하 씨(가명)가 그런 케이스였습니다. 출산 후 체중이 줄지 않자 처음엔 단순 산후 비만인 줄 알았다고 해요. 그러다 시간이 갈수록 뭔가 이상하다는 생각에 병원을 찾았고, 정밀검진을 받은 끝에 고지혈증과 당 대사 이상이 발견되었습니다.

저는 첫째를 임신했을 때 전공의 시절을 보내고 있었는데, 충분한 수유 기간 없이 병원에 일찍 복귀하면서 스트레스로 체중 조절에 어려움을 겪었지요. 결국 꾸준한 관리와 운동이 정상 체중으로 돌아오는 데 큰 도움이 되었습니다.

출산 후 체중이 줄지 않는다는 건 나는 아직 회복되지 않았다는 신호일 수 있습니다. 육아 스트레스로 불규칙한 식사와 운동 부족, 수면 부족으로 피로가 겹치다 보면 몸은 스스로 균형을 잡을 여유를 잃게 됩니다. 체중으로 고민이 많은 산모라면 혹독한 다이어트에 매달릴 것이 아니라 몸의 소리에 먼저 귀 기울여야 합니다. 그게 갑상선 문제인지, 대사 문제인지, 혹은 생활 습관과 유전성 체질 때문인지 구별하는 것이 산후 건강을 지키는 첫걸음입니다.

자꾸만 일을
깜박하곤 해요

우린 누구나 한두 번쯤 중요한 약속이나 업무를 깜빡할 때가 있습니다. 출근길에 나서면서 휴대폰을 집에 두고 깜박하거나, 약속 시간을 잘못 기억하여 본의 아니게 상대방을 바람맞히는 불상사가 누구에게나 일어날 수 있지요. 하지만 자꾸만 일을 깜빡하는 게 잦아지고, 그로 인해 일상에 불편을 주기 시작한다면 이야기는 달라질 수 있습니다. 단순한 부주의가 아니라 몸이 보내는 경고 신호일 수 있죠. 의학적으로 일을 자꾸 깜빡하고 잊는 증상은 다음의 여러 원인과 관련될 수 있습니다.

원인 ① 수면 장애

첫째는 '수면 부족'입니다. 잠을 자면서 우리 뇌는 낮에 저장했던 많은 정보를 꺼내어 다시 정리한다고 합니다. 불면증이나 수면 무호흡증이 있다면 당연히 이 과정이 방해받겠지요. 깊은 수면, 특히 '논렘수면Non-REM Sleep' 단계에서 단기 기억은 장기 기억으로 옮겨지고, 불필요한 정보는 삭제됩니다. 반대로 깊은 잠에 들지 못해서 수면의 질이 떨어지는 분들은 뇌가 기억 저장 창고의 문도 열지 못하고 말죠. 이처럼 논렘수면은 창고의 문을 여는 "열려라, 참깨!" 같은 주문이라고 할 수 있습니다.

밤새 뒤척이다 깬 분들은 아침에 일어나도 머리가 맑지 않고 피곤이 쌓여서 대번 신경질적으로 변합니다. 집중력이 흐려지다

수면 사이클

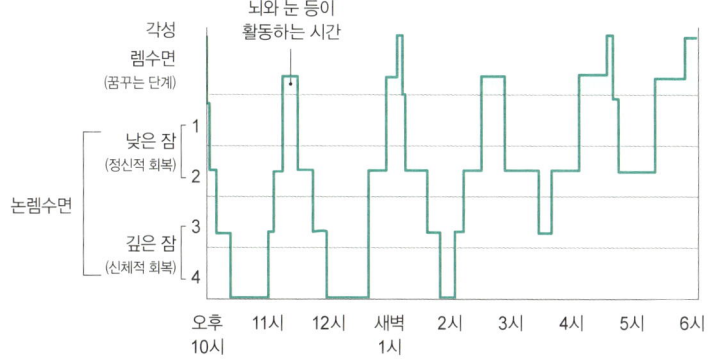

보니 작은 일들을 자꾸만 깜빡하게 되는 거죠. 처음에는 단순 건망증으로 보이지만, 사실은 뇌가 '기억 저장'을 실패하고 있음을 알리는 신호인 셈입니다. 최근 연구에 따르면, 불면증이 장기간 지속되면 회사원의 업무 효율이 급격히 떨어지고, 일상에서 우울감이나 불안 증상까지 겹쳐 나타난다고 합니다.

더 무서운 건 '수면 무호흡증'입니다. 단순히 잠을 못 자는 문제가 아니라 밤중에 호흡이 자주 멈추면서 뇌에 충분한 산소를 공급하지 못하기 때문이죠. 그 결과, 뇌세포는 반복적인 저산소 상태에 노출되고 맙니다. 수면 무호흡 환자들은 흔히 하루 종일 피곤하고, 낮에도 졸음이 쏟아진다고 호소합니다. 기억력 저하는 더 큰 문제입니다. 회의에서 들었던 내용을 바로 잊어버리고, 방금 들었던 상대방의 이야기도 기억나지 않습니다. 틈틈이 업무 메모를 해두지 않으면 약속을 놓치기 일쑤죠. 이러한 깜빡거림은 뇌가 산소 부족으로 손상되고 있다는 신호일 수 있습니다.

🌿 원인 ② 코르티솔, 갑상선 호르몬 불균형

둘째는 '호르몬 불균형'입니다. 스트레스로 코르티솔이 과도하게 분비되거나 갑상선 기능이 저하되면, 집중력과 기억력이 함께 떨어집니다. 코르티솔은 원래 우리 몸을 지켜주는 방패 같은 호르몬입니다. 위험을 맞닥뜨리면 심장을 빨리 뛰게 하고, 순간 근육을 긴장시켜 도망치거나 맞서 싸울 수 있게 돕지요. 이러한 신체 반응을 흔히 '투쟁-도피 반응'이라고 부릅니다. 코르티솔이 유도하는 이런 신체 반응은 사실 오랜 진화 과정에서 체득된 것이며 지극히 건강하고 정상적인 과정이라고 할 수 있지요.

그러나 오늘날 우리는 맹수의 발톱이나 포식자의 위협 대신 업무와 인간관계, 미래의 불안과 싸우고 있습니다. 문제는 이 싸움이 하루 종일 끝없이 이어진다는 것이죠. 이렇게 코르티솔이 과도하게 분비되면, 뇌의 '해마 세포'가 손상되기 시작합니다. 해마는 기억을 저장하고 필요할 때 기억을 도로 불러내는 도서관과 같은 뇌기관인데요. 도서관 사서가 지쳐 쓰러지면, 책을 제자리에 꽂을 수도, 필요할 때 꺼내올 수도 없겠죠. 그래서 이 해마 세포가 손상되면 분명 어제 약속한 일을 오늘 아침 까맣게 잊어버리고, 당장 눈앞의 글자를 읽으면서도 의미가 머릿속에 잘 들어오지 않는 경험을 하게 됩니다. 이처럼 코르티솔은 본래 방패였지만, 장기적으로는 뇌를 베는 칼날이 될 수 있습니다.

갑상선이 작은 기관처럼 보여도 신체 대사를 진두지휘하는 사령관입니다. 갑상선 호르몬이 충분해야 뇌세포가 활발하게 돌아가고 신경전달물질도 원활하게 분비됩니다. 그러나 갑상선 기능이 저하되면 모든 것이 느려집니다. 몸은 쉽게 피로해지고,

생각은 흐릿해지죠. 실제 갑상선 기능이 저하된 환자들은 "머리가 뿌옇다" "책을 읽어도 기억이 남지 않는다"라고 호소합니다. 이는 뇌가 연소에 필요한 연료를 제대로 공급받지 못하고 있다는 증거입니다. 마치 전기가 원활하게 공급되지 않으면 도시 가로등이 들어왔다 나갔다 깜박이는 것처럼, 집중력과 기억력도 깜박이는 거지요.

원인 ③ 혈당 불안정

셋째는 '혈당 불안정'입니다. 인슐린 저항성이나 당뇨 전 단계에서도 뇌세포가 충분한 에너지를 공급받지 못해 기억에 문제가 생길 수 있습니다. 혈당은 마치 파도와 같습니다. 올라갔다가 내려가는 사이클이 있죠. 일정한 리듬으로 오르내릴 때는 뇌가 활발히 움직이지만, 위아래로 부침이 심할 때는 뇌가 혼란스러워합니다. 식사 후 급격히 혈당이 오르면, 췌장은 인슐린을 분비해서 이를 낮추려고 합니다. 이 과정에서 혈당이 급격히 떨어지면 순간 뇌세포로 가는 연료가 바닥나게 되지요. 이때 나타나는 증상이 바로 '단기 기억 누락'입니다. 한마디로 "어라, 방금 뭘 하려고 했더라?"라고 말하는 순간이죠.

혈당 불안정이 반복되면, 우리 몸은 점점 인슐린에 둔감해집니다. 이것이 바로 '인슐린 저항성'입니다. 인슐린은 열쇠처럼 작용해 혈당이 세포 안으로 들어가도록 돕습니다. 그런데 저항성이 생기면, 문은 열리지 않고 혈당은 바깥에 쌓입니다. 뇌세포는 에너지를 공급받지 못해 갈증을 느끼고, 결국 제 기능을 다하지 못하고 헛돌게 되죠. 해마와 전두엽은 특히 민감한데, 해마가 기억을 저장하는 데이터베이스라면, 전두엽은 집중과 판단을 담당하는 컨트롤타워와 같습니다. 컨트롤타워에 전기가 나가면 어떻게 되겠어요? 기억들을 저장해 놓은 데이터베이스를 제때 활용할 수 없겠죠? 이때 나타나는 것이 '자꾸 깜빡하는 증상'이랍니다.

원인 ④ 치매와 경도인지장애

마지막으로 장기적으로는 '치매'나 '경도인지장애MCI'의 초기 신호일 수도 있어요. 건강한 사람도 스트레스를 받거나 피곤할 때는 깜빡거릴 수 있습니다. 하지만 시간이 경과되면 대부분 기억이 되살아나죠. 반면 치매나 경도인지장애의 신호는 이와 다릅니다. 단지 기억이 흐릿해지는 게 아니라 아예 소실되어 버리죠. 아예 모르는 상태가 되어버립니다. 반복적으로 물건을 잃어버리고, 현관문 비밀번호를 까먹어서 애를 먹고, 빈번하게 약속

경도인지장애와 치매의 차이점

	경도인지장애	치매
인지 기능	기억력 등 인지 기능이 객관적인 검사에서 뚜렷하게 저하된다.	기억력 및 기타 인지 기능이 심하게 저하되어 일상생활에 심각한 지장을 준다.
일상 생활	비교적 잘 수행하며 일상생활에 지장이 없다.	일상생활 수행에 어려움이 있다.
증상 인지	본인이나 가족이 기억력 저하를 인식할 수 있으나, 힌트를 주면 기억해 낼 수 있다.	타인도 인지할 수 있을 정도의 행동 변화가 나타난다.
진행 위험	매년 약 10~15% 치매로 진행된다.	치매 상태

을 잊어버리며, 같은 질문을 여러 번 반복해서 배우자의 짜증을 돋우죠. 이 차이가 바로 작은 건망증과 심각한 인지 장애의 경계가 됩니다.

경도인지장애는 치매의 전 단계로 불립니다. 뇌가 여전히 많은 기능을 유지하고 있지만, 기억을 담당하는 신경세포의 손상이 서서히 시작되는 상태입니다. 위 표에 나와있듯, 경도인지장애와 치매는 네 가지 부분에서 차이점을 보입니다. 인지 기능 저하의 심각성, 일상생활 수행의 어려움, 뚜렷한 행동 변화 등의 척도에서 경도인지장애는 치매보다 한 단계 낮은 수준이지만 결코 안심할 수 없습니다. 연구에 따르면, 경도인지장애 환자의 약

절반은 몇 년 내 치매로 발전한다고 합니다. 무서운 수치가 아닐 수 없습니다. 따라서 '자꾸 깜빡거리는 증상'은 아직 치매는 아니지만, 곧 치매로 갈 수 있는 길목에 서 있다는 몸의 경고 신호일 수 있습니다. "나이 들어서 그래"라는 생각으로 상황을 악화시키지 마시고 기억력이 저하되는 게 뚜렷이 느껴진다면 반드시 상태를 점검해야 합니다.

늘 피곤하고
체력이 떨어져요

'자도 자도 피곤하다. ○○을 드신 분과 안 드신 분의 차이, 느껴보세요.' 티비 선전에 나오는 모 비타민 광고 문구입니다. 요즘 정말 주변에 보면 자도 자도 피곤하시다는 분이 많이 계신 것 같습니다. 주말에는 하루 종일 소파에 껌딱지처럼 온몸을 실은 채 부족한 잠을 몰아서 자도 어쩐 일인지 더 피곤함을 느끼곤 하죠. 월요일 아침, 사람들로 가득 찬 지하철에 지친 몸을 맡기고, 그렇게 짐짝처럼 회사에 출근해서 아이스아메리카노라도 한잔 들이켜야 피곤에 절었던 몸이 깨어나는 것만 같습니다. 도대체 어디서부터 잘못된 걸까요?

우리 몸은 늘 일정한 균형 속에서 움직입니다. 체온을 일정하게 유지하고, 심장을 규칙적으로 뛰게 하며, 근육과 신경이 협력해 정교한 몸의 기능을 수행합니다. 우리는 이를 '항상성'이라고 말합니다. 순간 여러 가지 이유로 균형을 잃을 때, 우리 몸은 '본래의 자리'로 돌아가려고 합니다. 이러한 관성이 항상성을 유지하는 동력이 됩니다. 그런데 항상성이 무너지면 정교한 균형이 흐트러지고, 몸은 이를 다양한 신호로 우리에게 알립니다. 평소 느끼는 피곤함도 그중에 하나입니다.

하루 종일 공부에 매진하거나 업무에 몰입하면 누구나 피곤하기 마련입니다. 이는 정상적인 생리 현상이죠. 이런 피곤함은 휴식과 수면을 통해 금세 해결됩니다. 그러나 충분히 쉬었는데도 피로가 사라지지 않고 계속 쌓이기만 한다면, 이는 생활 피로를 넘어서 우리가 캐치해야 하는 신호입니다. 몸은 "더 이상 휴식으로는 회복되지 않는다"는 메시지를 보내는 것입니다. 이러한 신호를 무시하면 만성 피로로 굳어져 일상생활과 학업, 업무 능력까지 떨어지게 됩니다.

원인 ① 수면, 식습관, 운동 부족의 삼박자

만성 피로의 대표적 원인 중 하나는 수면의 질 저하입니다. 늦게 잠들거나 자주 깨는 수면 패턴은 깊은 회복을 방해합니다.

특히 수면무호흡증과 같은 문제는 체력이 떨어지는 뚜렷한 바디 시그널을 만듭니다. 낮에 이유 없이 졸리고, 집중력이 급격히 저하되길 반복한다면 단순히 "잠을 잘못 잤나 보다"라고 넘기지 말고 검사가 필요합니다.

늘 피곤한 상태는 종종 잘못된 식습관과도 연결됩니다. 과도한 카페인 섭취와 불규칙한 끼니, 당분 위주의 식사 등은 순간적으로는 활력을 주는 듯 보이지만, 결과적으로 체력을 떨어뜨립니다. 특히 철분이나 비타민 D 부족은 쉽게 피로를 느끼게 만드는 원인입니다. 이때 바디 시그널은 잦은 어지럼증, 창백한 얼굴, 손발 저림과 함께 나타납니다. 체력 저하는 때로는 내분비계 이상에서 비롯됩니다. 갑상선 기능 저하증이나 당뇨병 초기에는 특별한 통증 없이도 전신의 피로가 뚜렷하게 나타납니다. 아침에 일어나도 개운하지 않고, 일상적인 활동조차 힘에 부친다면 이는 단순한 게으름이 아니라 "호르몬과 대사를 점검하라"라는 신호입니다.

특히 새로 발생한 체중 변화나 갈증, 잦은 소변이 동반된다면 더욱 주의해야 합니다. 만성 피로는 단지 육체적 원인에서만 오지 않는 경우도 많습니다. 우울증이나 불안장애, 번아웃 역시 심신의 에너지를 고갈시킵니다. 마음이 무거우면 몸은 쉽게 지칩니다. 아침에 눈을 떠도 하루를 시작할 힘이 없고, 작은 일에도 금세 지치는 것은 마음이 보내는 신호일 수 있습니다. 이때는 단순히 비타민이나 보약으로 해결되지 않습니다. 스스로 돌보고, 필요하다면 전문적인 상담과 치료를 통해 마음의 회복을 도모해야 합니다.

마지막으로, 현대인은 앉아서 보내는 시간이 많습니다. 운동 부족은 근육을 감소시키고, 혈액순환을 떨어뜨려 피로를 가중케 합니다. 몸은 작은 활동에도 쉽게 숨이 차고, 계단을 오르내리는 사소한 일도 힘에 부칩니다. 이는 움직이고 근육을 강화해야 하는 신호일 수 있습니다. 운동은 역설적으로 에너지를 소모하지만, 꾸준히 하면 오히려 피로를 줄이고 체력을 회복시키는 힘을 줍니다.

원인 ② 자연스러운 노화

노화는 단순히 주름이나 외모 변화뿐 아니라 피로도 증가나 체력 감소와도 밀접하게 연결되어 있어요. 이는 생리적 요인, 호르몬 문제, 생활 습관의 요인이 복합적으로 작용한 결과죠. 노화는 근육 감소, 호르몬 변화, 생활 습관의 문제를 낳습니다. 먼저 30세 이후 근육량 감소(근감소증)가 피로의 원인이 되는데요. 10년마다 근육량이 3~8% 감소하므로 지구력과 회복력의 핵심인 근육량이 줄면 쉽게 피로해집니다. 호르몬 변화도 중요한 원인인데, 성장호르몬, 성호르몬(테스토스테론, 에스트로겐), 멜라토닌 등이 감소함으로 인해 회복력과 활력이 떨어지죠. 또 심폐 기능 저하로 인해 폐활량, 심박출량이 줄어들면서 산소 공급 능력이 감소하면 같은 활동을 하더라도 더 쉽게 숨이 차고 피로가 누적될 수 있습니다.

게다가 에너지 대사 효율이 저하되어 세포가 에너지 생성이 잘 안되면서(미토콘드리아 기능 감소) 피로를 잘 느낄 수밖에 없게 됩니다. 그리고 노화와 함께 수면의 질도 저하되는데 깊은 수면의 비율이 감소하면서 피로감이 충분히 회복되지 않습니다. 이러한 복합적인 이유로 점점 피로도가 쌓이고 체력이 저하되는 것입니다. 노화로 인한 체력 저하와 피로도는 필연적이지만, 운동과 영양, 수면 관리로 상당 부분 늦추고 개선할 수 있습니다. 특히 근력 운동과 단백질 섭취는 이러한 노화 피로를 줄이고 활력을 되찾는 데 가장 효과적인 방법이라고 할 수 있습니다.

원인 ③ 만성질환의 초기 신호

가장 주의해야 할 것은 만성질환의 초기 신호로서 나타나는 피로입니다. 간질환, 심혈관질환, 암 등은 초기에는 특별한 증상이 없지만, 먼저 피로감으로 나타날 수 있죠.

먼저 간질환에서의 피로는 간이 제 역할을 하지 못해 체내에 쌓이는 독소와 대사 불균형 때문입니다. 간은 영양소를 분해하고 저장, 해독하는 중요한 기관인데, 기능이 떨어지면 신체가 필요한 에너지를 제대로 만들지 못합니다. 환자분들은 보통 "밤낮없이 몸이 무겁다" "아무리 쉬어도 개운하지 않다"라는 표현을 자주 합니다. 또 피부와 눈이 누렇게 변하는 황달, 소화불량, 잦은 구역감이 동반되기도 하죠. 이런 피로는 단순한 과로와는 달리 점차 심해지고, 휴식으로도 회복되지 않는 특징을 보입니다.

다음으로, 심혈관질환에서의 피로는 혈액순환 장애와 밀접하게 연관됩니다. 심장은 전신으로 산소와 영양분을 공급하는 펌프 역할을 하는데, 기능이 약화하면 근육과 장기가 충분한 에너지를 공급받지 못합니다. 그 결과, 계단을 오르거나 짧은 거리를 걸어도 숨이 차고 지치며, 가슴 두근거림이나 흉통, 손발이 붓는 증상까지 나타날 수 있습니다. 심부전 환자들이 "예전에는 잘하던 일인데 이제는 숨이 차서 못 한다"라고 호소하는 것도 이 때문입니다. 즉 작은 활동에도 쉽게 지치는 피로는 심장의 이상을 알리는 중요한 단서가 됩니다.

마지막으로, 암으로 인한 피로는 여러 경로로 발생합니다.

암세포는 정상 세포보다 에너지를 훨씬 많이 소비하기 때문에 체내의 영양분을 빨아들이며 정상 대사를 방해합니다. 이 과정에서 체중이 급격히 줄거나, 식욕이 떨어지고, 밤에 땀이 많이 나는 야간 발한, 미열 등이 동반되기도 합니다. 또한, 암은 체내 염증 반응을 유발해 만성 피로감을 악화합니다. 환자들은 흔히 "잠을 자도 피곤이 풀리지 않는다" "기운이 빠져 아무것도 할 수 없다"라고 표현합니다. 이런 피로는 단순히 과로나 스트레스와는 달리 점점 심해지고, 생활 전반을 위축시키는 양상으로 나타납니다.

늘 피곤하고 체력이 떨어지는 증상은 흔하면서도 중요한 바디 시그널입니다. 수면과 영양, 내분비 증상과 정신 건강, 운동, 질환 등 다양한 원인이 숨어 있으며, 각각은 저마다의 방식으로 몸의 신호를 전합니다. 중요한 것은 이 신호를 무시하지 않고 귀 기울이는 태도입니다.

새벽에 화장실을
여러 번 가요

혹시 오늘도 밤중에 깨셨나요? 잠에서 깰까 봐 자기 전에 물 한 방울 마시지 않았는데 여지없이 화장실에 다녀오는 분들이 많습니다. 이렇게 '야간뇨夜間尿'는 불청객처럼 소리 소문 없이 우리의 일상에 침투했습니다. 많은 분이 '나이 들면 원래 그런 거지'라며 반쯤 체념하고 살지만, 어떨 때는 힘들고 불편해서 눈물이 다 납니다. 티비에는 온통 전립선에 좋다는 약품 광고들로 도배되어 있고, 인터넷에는 완치 환자들을 앞세운 병원 광고들로 넘쳐납니다. 쿠팡에서 무의식중에 성인 기저귀를 찾고 있는 자신을 발견하고는 쓴웃음을 짓습니다. 대체 어디서부터 잘못된 것일까요?

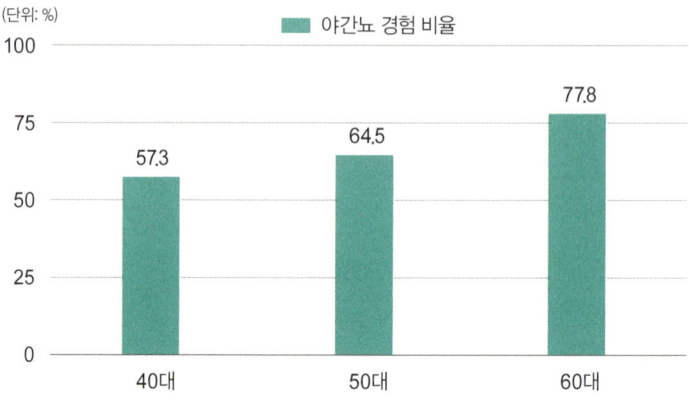

연령대별 야간뇨 경험 비율

(단위: %)

■ 야간뇨 경험 비율

	40대	50대	60대
	57.3	64.5	77.8

자료: 대한비뇨기과학회·대한배뇨장애요실금학회

야간뇨의 그림자는 생각보다 우리 삶에 깊이 드리워져 있는데요. 60대 중에서 야간뇨를 경험한 사람의 비율은 77.8%나 된다고 합니다. 잦은 소변으로 수면의 질이 떨어지면서 짜증과 무기력, 집중력 저하와 기억력 감소를 호소합니다. 수면은 단순한 휴식이 아니라 몸의 재생과 노폐물 배설, 면역 회로 활성화에 필수적이기 때문에 야간뇨로 인해 수면 시간이 6시간 이하로 떨어지면 심혈관질환 위험과 암 발병, 대사증후군의 위험이 높아진다는 경고도 있습니다. 밤에 일어나 어둠 속을 더듬다가 넘어져 다치는 낙상 위험도 커집니다.

야간뇨의 메커니즘은 단순합니다. 수면 중에는 뇌하수체에서 항抗이뇨 호르몬인 바소프레신이 분비되어 소변 생성이 억제

됩니다. 바소프레신은 체내 수분량을 조절하는 호르몬으로 수분이 부족하면 신장에서 물의 재흡수를 촉진하여 마치 수도꼭지를 잠그듯 소변량을 줄여줍니다. 젊고 건강할 때는 이 수도꼭지가 체내에서 잘 작동하지만, 나이가 들거나 아플 때는 바소프레신 분비를 조절하는 수도꼭지가 느슨해지거나 헐거워집니다. 여기에다 요로감염이나 과민성 방광, 전립선 문제, 골반저근 약화 같은 비뇨기 계통의 요인들이 겹치면 소변 수도꼭지가 아예 활짝 열리는 거죠.

🌿 야간뇨를 이기는 솔루션

야간뇨를 다루는 첫 단계는 생활에서 해법을 찾는 겁니다. 수면에 유리한 환경을 설계하는 일입니다. 최소한 취침 2시간 전에는 물병을 시야에서 치웁니다. 오후 늦게는 카페인이나 이뇨 성분이 들어간 음료는 되도록 마시지 않고, 잊지 말고 잠들기 직전에 소변을 비우는 습관을 들입니다. 잠자리에 들기 전, 미지근한 물로 샤워를 하면 체온이 살짝 올라가면서 뇌의 수면 스위치가 켜집니다. 침실은 암막으로 최대한 어둡게 가리고, 전자 기기나 휴대폰은 침대 안으로 가지고 들어가지 않습니다.

몸의 해법도 있습니다. 저녁에 30분 정도 가벼운 유산소 운동을 통해 교감신경의 잔광을 덜어주면 깊은 수면을 얻을 수 있습니다. 운동은 슬로우 워킹이나 간단한 맨손체조가 좋습니다. 단 너무 늦게 고강도 운동을 하면 오히려 몸이 각성되면서 잠을 쫓을 수 있으니 주의해야 합니다. 골반저를 조여서 지지대를 세우는 '케겔 운동(10초 수축과 10초 이완을 한 번에 10회, 하루에 2~3세트 반복하기)'도 확실한 보강책입니다. 저녁 식사는 잠들기 3시간 전 마무리하고, 잠자리에 들기 몇 시간 전 바나나나 키위, 상추 같은 수면 친화 식품을 가볍게 곁들이는 것도 도움이 됩니다.

이런 생활 교정이 한두 주 이어졌는데도 밤에 소변 때문에 여전히 깬다면 주저하지 말고 전문가와 상의하는 것이 좋습니다. 바소프레신 유사체인 데스모프레신 같은 약물은 좋은 선택지가 될 수 있으며, 전립선비대증, 과민성 방광, 당뇨, 심부전 같은 기저 문제도 함께 점검하는 게 좋습니다. 야간뇨는 하나의 증상일 뿐 원인은 여러 가지일 수 있습니다. 무엇보다 야간뇨는 나이 탓으로만 묻어둘 문제가 절대 아닙니다. 소변량과 소변 줄기의 변화, 소변 횟수 등을 기록했다가 전문의와 상의할 때 이야기해 주시면 진단에 많은 도움이 될 수 있습니다.

잦은 소변과 잔뇨로 병원을 찾은 60대 할아버지는 마지막에 지푸라기라도 잡는 심정이라고 저에게 털어놓았습니다. 문진을 통해 평소 할아버지의 생활을 하나씩 메모해 보니 의미 있는 공통점이 여럿 보였습니다. 늦은 저녁에도 국물 위주의 식사를 즐겼고, 식사 중 반주는 기본이고 잠들기 전에도 맥주를 한두 캔은 비워야 직성이 풀렸죠. 그리고 잠에 들면 코골이가 아주 심하다는 특징이 있었습니다. 진료 결과는 전립선비대증과 수면무호흡이었습니다.

할아버지는 무조건 시키는 대로 다 하겠다고 저와 약속했습니다. 당장 생활 습관을 바꾸고 양압기 치료를 시작하자, 얼마 안 가서 밤에 소변보는 횟수가 두 번에서 한 번으로 줄었습니다. '나이'가 아니라 '패턴'이 문제였던 셈입니다. 화장실을 찾는 횟수를 데이터로 바꾸고, 자포자기가 아닌 대응으로 바꾸자, 할아버지의 일상도 함께 바뀌었죠. 진료실을 나서면서 감사하다고 박카스 한 상자를 건네셨던 할아버지의 밝은 얼굴이 아직도 눈에 선합니다. 여러분도 얼마든지 좋아지실 수 있습니다.

PART 2.

방치하기 쉬운
몸의 신호,
체크하라

BODY SIGNAL

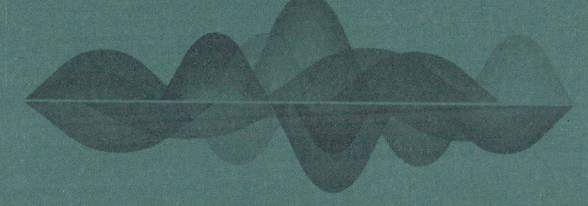

4장

어설픈
건강 지식이
위험하다

20년간 의사 생활을 하면서 몸이 끊임없이 신호를 보내는데도 이를 이해하지 못해 뒤늦게 질병으로 고생하는 많은 환자분들이 참 안타까웠습니다. 40대 여성 환자분은 유방에 작은 멍울을 발견했을 때 통증이 없으면 괜찮다는 말을 믿고 그냥 넘겼는데, 찜찜한 느낌이 있어 1년 뒤 병원을 찾았다가 진행성 유방암을 진단받았습니다. 60대 남성 환자분은 두통이 심해져 평소 복용하던 고혈압약의 부작용으로 의심했는데, 건강검진 결과 뇌졸중 전조증상으로 밝혀진 적도 있었습니다. 어쩌면 우리도 몸이 보내는 'SOS 신호'를 놓치고 있는 건 아닐까요?

중요한 것은 '캐치'만이 아니라 신호를 '체크'하는 일입니다. 다시 말해서, 그 신호가 무엇을 의미하는지 기존에 알고 있던 건강 지식을 제대로 확인하고 바로잡는 과정이 필요하죠. 잘못된 자기진단과 막연한 공포는 불필요한 치료나 늑장 대응을 불러옵니다. 건강문해력은 멀리 있지 않다. 정확한 지식과 검진, 그리고 신호를 읽어내는 지혜야말로 문해력의 첫걸음인 셈이죠. 암, 뇌졸중, 심근경색, 고혈압, 치매, 유방암 등 모두 작은 신호로부터 시작됩니다. 우리가 그 신호를 무시하지 않고 해석할 때 삶을 제대로 지킬 수 있습니다.

암에 대한
오해와 진실

우리는 과연 암에 대해 얼마나 알고 있을까요? 암에 대해 일반인이 갖고 있는 흔한 오해가 있습니다. 보통 암은 유전자가 돌연변이를 일으켜 비정상적으로 증식하여 주변 조직을 파괴하고 다른 부위로 퍼져나가는 악성 종양을 말합니다. 그런데 시간이 가면서 희귀암이나 유전자 변이형 등 새로운 암이 계속 생겨나고 있습니다. 발생 부위와 조직 유형, 유전자 변이에 따라 진화를 거듭하고 있기 때문이에요. 일례로 예전에는 같은 '폐암'으로 분류되던 것도 지금은 'EGFR 변이형'이니 'KRAS 변이형'이니 다르게 부르고 치료도 다르게 접근합니다. 따라서 암을 이야기하면서 기존 지식만 갖고 모든 걸 판단해선 안 되는 이유가 여기에 있답니다. 이번 장에서는 그 오해와 진실을 이야기해보려고 합니다.

오해 ① 암은 유전이다?

첫째, 암은 유전적인 병이라는 인식이 있습니다. 많은 환자분이 암이 유전적 요소가 크고, 자신은 부모가 물려준 유전 물질 때문에 암에 걸렸다고 오해하십니다. 그러나 실제로 암은 대부분 후천적인 환경 요인에 의해 더 빈번히 발생합니다. 전체 암 환자의 약 5~10%만이 유전적 요인과 관련 있고, 90% 이상은 흡연과 나쁜 식습관, 음주, 스트레스, 환경오염, 바이러스 감염 등 후천적인 요인으로 인해 발병합니다. 생활 습관과 식습관이 얼마나 중요한지 알 수 있는 대목이겠죠?

'유전성 암'이라 함은 부모에게서 물려받은 암 관련 유전자로 인해 암 발생률이 높다는 뜻입니다. 이러한 대표적인 유전성 암으로는 유방암, 난소암, 대장암 등이 있습니다. 그러나 유전이나 집안 내력이라고 해도 100% 암으로 나타나는 건 아니고, 후천적인 생활 습관이 더 크게 영향을 미치기 때문에 모든 암은 유전 요인으로 발병한다고 말하는 건 어폐가 있습니다.

오해 ② 암은 아프다?

그 다음으로 흔한 오해는 암은 항상 통증이 있다고 여기는 것입니다. 그러나 암은 초기에 통증이 거의 없습니다. 아예 증상이 없기 때문에 조기 발견이 어려운 거죠. 왜 증상이 없는 걸까요? 암이란 신체 조직에 서서히 자라는 세포의 '이상 증식'입니다. 이 세포들이 초기에는 신경을 자극하지 않거나, 특정 장기의 기능을 크게 방해하지 않기 때문에 통증이나 뚜렷한 증상이 나타나지 않습니다. 예를 들어, 간암은 간에 통각 신경이 거의 없어 상당히 진행될 때까지 환자 스스로 자각하지 못하며, 폐암 또한 초기에는 단순한 기침이나 피로 정도로 나타나기 때문에 감기나 기관지염으로 오인되기 쉽습니다. 자궁경부암은 말기까지도 무증상인 경우가 적지 않아 정기적인 '자궁경부세포 검사 Pap smear'가 필수입니다.

보통 암이 일으키는 통증은 암이 상당 단계로 진행된 후에야 느껴지는 경우가 대부분입니다. 종양이 일정한 크기로 자라서 신경을 압박하거나 장기 기능을 침범하고, 뼈나 다른 기관으로 전이되면 비로소 통증이나 불편함을 느끼는 거죠. 췌장암 같은 경우는 초기에는 무증상이나, 암이 주위 신경이나 담도를 침범하면 등 통증, 황달, 소화불량 등 통증과 증상이 함께 나타납니다. 그래서 조기 건강검진이 매우 중요하죠. 저는 병원에서 조기 검진으로 초기 암을 발견하면서 생명을 건진 환자분들을 매일 보고 있습니다.

🌿 오해 ③ 암은 치명적이다?

마지막으로는 암에 걸리면 무조건 생명이 위태롭다는 오해입니다. 물론 암이 무서운 병인 건 사실입니다. 그렇다고 치료가 아예 불가능한 병인가 하면 그렇지도 않지요. 국가암정보센터(2024년 기준)에 따르면, 암 발병 5년 이내 한국인의 생존율은 약 71%에 달합니다. 이는 암 환자 10명 중 7명은 치료를 받은 뒤 5년 이상 생존한다는 뜻이며, 조기 발견 시 생존율은 이보다 훨씬 더 올라갑니다. 워낙 약이 좋아지고 기술도 발전해서 이제 암도 만성질환처럼 관리할 수 있는 시대가 된 것이죠. 일부 암은 완치가 가능할 뿐만 아니라 당뇨나 고혈압처럼 장기적으로 관리하며 함께 살아가는 병으로 인식이 바뀌었습니다.

예를 들어볼까요? 혈액암(백혈병)이나 일부 림프종은 표적 치료나 면역 치료의 발전으로 인해 완치율이 과거보다 크게 향상되었으며, 폐암이나 유방암 등은 훌륭한 항암제와 면역치료제가 나와 전이된 이후에도 생존 기간이 크게 연장되었습니다.

현대 암 치료는 과거처럼 단순히 수술, 방사선, 항암제로 접근하는 게 아니라 여러 기술의 발전으로 다음과 같은 정밀 치료가 가능해졌습니다.

- 암세포에만 작용하는 약물로 부작용을 감소한 '표적치료'
- 면역세포를 활용해 암세포를 공격하게 하는 '면역치료'
- 개인의 유전자 정보에 따라 최적의 치료법을 선택하는 '유전자 분석 기반 맞춤 치료'

이러한 치료법은 생존율과 삶의 질을 동시에 높이고, 수술 후에도 꾸준히 건강 관리를 통해 암의 성장을 억제할 수 있습니다. 배우 김우빈은 비인두암 진단을 받고도 치료에 전념한 후에 건강을 회복했으며, 가수 션의 아내인 정혜영 역시 유방암을 조기 발견해 완치 판정을 받았습니다. 암을 이겨낸 유명인의 사례는 암이 반드시 죽음이나 삶의 끝을 의미하는 게 아님을 보여줍니다.

뇌졸중에 대한
오해와 진실

　뇌졸중은 단번에 찾아와 삶을 송두리째 바꾸는 무서운 질환입니다. 사람들은 '갑자기 쓰러지는 병' 정도로만 알고 있지만, 실은 전부터 몸이 여러 전조증상(신호)을 보냅니다. 문제는 이 신호를 무심히 넘기거나 일시적인 증상으로 오해해 버린다는 점입니다. 더 무서운 건 뇌졸중과 관련한 그릇된 정보와 믿음이 온라인상에 퍼져있다는 사실이죠. 이번 장에서는 뇌졸중에 관한 오해와 진실을 이야기해 보도록 하겠습니다.

오해 ① 뇌졸중은 갑자기 발생한다?

뇌졸중은 증상이 잠시 나타났다가 사라지면 괜찮다고 생각하시는 분들이 있습니다. 사람들은 뇌졸중이 아무런 전조증상 없이 갑자기 쓰러져 의식을 잃는 병으로 기억합니다. 하지만 실제로는 그 전부터 미묘한 전조증상이 나타나는 경우가 허다하죠. 대부분 뇌졸중 전조증상인 '일과성 허혈 발작 TIA'을 대수롭지 않게 여기기 때문입니다. 예컨대 순간적으로 한쪽 팔다리에 힘이 빠졌다가 금세 괜찮아지는 건 뇌혈관이 일시적으로 막혔다가 다시 뚫린 상황일 수 있습니다. 전조증상을 단순 피로나 혈압 변화로 치부하지 말고, 언제, 얼마나, 어떻게 지속되었는지 기록해 두고 이를 의료진에게 전달해야 합니다.

오해 ② 단순 두통이다?

두 번째 오해는 피로와 스트레스로 인한 두통을 단순 긴장성 증상일 뿐이라고 생각하는 것입니다. 뇌졸중의 전조증상 중 하나는 평소와 다른 두통입니다. 하지만 많은 사람이 '스트레스 때문에' '잠을 못 잤기 때문에'라고 쉽게 단정합니다. 그러나 갑작스럽고 극심한 두통, 혹은 이전과 양상이 다른 두통은 뇌혈관

질환의 신호일 수 있습니다. 특히 고혈압 환자가 '뒷목이 뻣뻣하다'라고 느끼거나, 평소와 다른 두통을 호소하는 경우는 뇌졸중 위험 신호로 볼 수 있습니다. 따라서 일상적인 피로와 질환성 피로를 구분하는 것이 중요합니다. 피로와 스트레스도 뇌혈관 건강에 직접 영향을 줄 수 있습니다.

오해 ③ 발음이 어눌해진 건 별거 아니다?

세 번째 오해는 발음이 어눌해진 것이 일시적 현상이라고 생각하고 대수롭지 않게 넘기는 것입니다. 말이 꼬이거나 발음이 흐려지는 증상을 가볍게 넘기는데 잘못하면 큰일 날 수 있어요. 뇌졸중의 대표적 신호 중 하나기 때문입니다. 짧은 순간이라도 별다른 이유 없이 발음이 갑자기 어눌해졌다면 뇌혈관 이상을 의심하고 당장 응급실로 직행해야 합니다.

오해 ④ 젊은 사람은 안 걸린다?

네 번째 오해는 젊으면 뇌졸중과 무관하다고 생각하는 것입니다. 뇌졸중은 흔히 어르신에게만 발생하는 질환으로 착각하죠. 그러나 진실은 전혀 다릅니다. 30~40대에서도 얼마든지 일어날 수 있는 병입니다. '젊은 뇌졸중'이라고 불리는 조기 발생 뇌졸중은 18세에서 50세 사이에서 발생하며 전체 국내 환자 중 10~15%를 차지한다고 합니다. 젊은 나이에 뇌졸중이 오면 후유 장애를 안고 평생 살아야 하므로 기대 여명이 짧은 고령에 비해 질병 부담이 1.6배 이상 높습니다. 과도한 음주와 흡연, 비만과 고혈압, 당뇨는 나이를 가리지 않고 뇌혈관을 위협할 수 있죠.

오해 ⑤ 뇌졸중에 걸리면 끝이다?

마지막으로 대부분의 사람들은 뇌졸중이 발병하면 그걸로 인생 끝이라고 생각합니다. 하지만 조기 발견과 신속한 치료가 이루어진다면 상당 부분 회복이 가능합니다. 특히 혈관이 막히는 허혈성 뇌졸중의 경우, 발병 후 4.5시간 이내에 혈전 용해제를 투여하면 심각한 후유증을 막을 수 있습니다. 뇌졸중에서 제일 중요한 게 바로 골든타임입니다. 이미 늦었다고 포기하지 말고 신속히 응급실로 옮기면 최대한 좋은 예후를 가질 수 있죠. 평소 금연과 절주, 규칙적인 운동과 체중 조절, 혈압, 혈당, 콜레스테롤 관리 등은 뇌혈관을 지키는 노력을 게을리하지 않는다면 최대한 예방하거나 늦출 수 있습니다. 뇌졸중은 예방이 불가

능한 것이 아니라 일상 속 작은 실천에서 예방할 수 있다는 사
실을 명심하세요.

　세계보건기구에 따르면, 뇌졸중은 세계에서 사망의 두 번째
주요 원인이자 장애의 세 번째 주요 원인이라고 합니다. 지금은
고인이 된 TV 토크쇼의 전설적인 진행자 래리 킹은 2019년 치
명적인 뇌졸중에서 기적적으로 살아남았고, 그 경험으로 죽음
에 대한 그의 인식이 180도 바뀌었다고 고백했습니다. "저는 지
금 죽는 것에 대한 두려움이 덜합니다. 저는 86세이고 이 모습
으로 겨우 살아남았습니다. 저는 그냥 끝까지 일하고 싶습니다.
직장에서 죽고 싶으니까요."

심근경색에 대한
오해와 진실

"체한 것처럼 가슴이 답답하고 꽉 막힌 느낌이었어요."

급성 심근경색으로 응급실 신세를 졌던 50대 회사원 준영 씨(가명)는 당시 상황을 복기하면서 전혀 심장과 상관없는 명치 부위가 조이는 것 같아서 놀랐다고 말합니다. 심근경색은 대표적인 급성 심장질환으로 심장 근육에 혈액을 공급하는 관상동맥이 막히면서 발생합니다. 주요 증상으로는 쥐어짜는 듯한 가슴 통증, 호흡곤란, 식은땀, 메스꺼움 등이 있으며, 준영 씨처럼 왼쪽 어깨나 팔 안쪽으로 통증이 퍼지기도 하므로 주의해야 합니다. 전조증상이 나타나면 즉시 119에 신고해서 응급실로 이송되어야 하며, 정확한 진단을 위해서는 심전도 및 혈액 검사가 필요합니다.

심근경색이 다가올 때, 몸은 반드시 강렬한 신호를 보냅니다. 가장 대표적인 것은 가슴 한가운데 혹은 왼쪽에서 느껴지는 통증입니다. 이 통증은 칼로 찌르는 듯 날카로운 아픔이라기보다는 누군가 가슴을 세게 쥐어짜는 듯한 압박감, 혹은 커다란 돌덩이가 짓누르는 듯한 중압감으로 다가옵니다. 흔히 말하는 '묵직하다'는 표현이 가장 적절한 표현입니다. 가끔 통증은 단순히 가슴에만 머물지 않고, 왼팔이나 팔 안쪽으로 무겁게 퍼지기도 하고, 어깨나 등, 특히 왼쪽 견갑부를 따라 전해지기도 합니다. 이때는 '뻐근하다'는 표현이 어울릴 것 같네요. 때로는 준영 씨처럼 목이나 턱으로 방사되며, 소화불량 같이 명치 부위에서 불편함이 시작되는 경우도 있습니다. 이러한 방사통은 단순 근육통과 달라 몸의 여러 부위에 동시에 퍼져 나갈 수 있습니다.

무엇보다 심근경색의 주요 특징은 통증이 짧게 스쳐 지나가지 않는다는 것입니다. 보통 20분에서 30분 이상 지속되며, 잠시 쉬거나 자세를 바꾼다고 뚜렷이 나아지지도 않습니다. 오히려 시간이 지날수록 통증은 더욱 강렬해지고, 가슴을 조이는 압박감은 삶과 죽음의 경계를 실감하게 만듭니다. 이처럼 심근경색의 전형적 증상은 단순한 흉통이 아니라 전신의 다양한 신호가 동시에 몰려오는 복합적인 통증입니다. 여러 증상이 한꺼

번에 나타날수록 심근경색일 가능성은 높아지며, 이때야말로 몸이 보내는 절박한 구조 요청을 캐치해야 합니다. 다음은 심근 경색에 대한 대표적인 오해들입니다.

🌿 오해 ① 가슴이 아파야 한다?

심근경색 하면 사람들은 흔히 가슴을 쥐며 쓰러지는 장면부터 떠올립니다. 아마 드라마나 영화의 영향이 아닐까 싶은데요. 그러나 이는 절반만 진실입니다. 실제로 심근경색이라 해서 꼭 극심한 흉통을 동반하는 건 아닙니다. 특히 여성이나 당뇨 환자들은 흉통 대신 속쓰림이나 명치 부위의 불편감을 느끼기도 하죠. 따라서 중요한 것은 통증의 강도만이 아니라 그것이 언제 시작되었는지, 운동이나 휴식에 따라 달라지는지 세밀하게 확인해야 합니다. 통증이 약하니까 별일 아닐 것이라는 안일한 태도는 오히려 가장 위험한 함정이 될 수 있습니다.

🌿 오해 ② 왼쪽 가슴만 아프다?

또 하나의 잘못된 통념은 심근경색이 심장이 위치한 왼쪽 가슴에만 국한된다는 생각입니다. 실제로 통증은 어깨나 등, 턱,

왼팔, 심지어 위장 부위로까지 퍼질 수 있습니다. 저도 준영 씨처럼 심근경색으로 고생한 환자들에게서 종종 '등이 묵직하다'거나 아니면 '턱이 뻐근하다'라는 호소를 듣습니다. 그렇기에 통증의 위치를 단순히 왼쪽 가슴으로만 제한해서는 안 됩니다. 방사통의 부위와 지속 시간을 함께 기록하는 세심한 주의가 심근경색을 조기에 구별하는 데 결정적 단서가 될 수 있습니다.

🍃 오해 ③ 증상이 바로 사라진다?

한편 증상이 잠깐 나타났다가 사라지면 괜찮다는 생각 역시 큰 착각일 수 있습니다. 심근경색의 전 단계라 할 수 있는 '협심증(심장에 혈액을 공급하는 관상동맥이 동맥경화증으로 좁아져 발생하는 통증이나 발작 증상)'은 증상이 일시적으로 나타났다 사라질 수 있습니다. 그렇다고 마음을 놓고 있어선 안 됩니다. 오히려 협심증이 곧 다가올 심근경색의 예고편일 수 있으니까요. 증상이 발생한 날짜와 시간, 당시 상황을 꼼꼼히 살피고 반복 여부를 확인해야 합니다. 같은 양상의 통증이 주기적으로 반복된다면, 더 이상 응급실 방문을 미루어서는 안 됩니다.

오해 ④ 노인들만 걸린다?

심근경색은 노인에게만 생기는 질환이라는 인식도 위험합니다. 실제로는 30대나 40대도 평소 흡연이나 고혈압, 고지혈증, 비만, 과도한 스트레스가 겹치면 심근경색에 노출될 수 있습니다. 젊음은 심근경색에 대한 안전망이 될 수 없답니다. 심근경색은 자각 증상이 모호해 놓치기 쉬운 만큼 젊은 나이에 발병했을 때 정기적으로 혈압과 혈당, 콜레스테롤 수치를 확인하고 생활습관과 가족력을 점검하는 태도가 필요합니다.

오해 ⑤ 통증이 없다면 괜찮다?

가슴 통증이 없으니 심장만큼은 괜찮을 것이라는 믿음은 가장 위험한 오해입니다. '무증상 심근경색'은 특히 당뇨 환자에게서 흔히 나타나며, 이 경우 환자는 단순한 피로감이나 호흡곤란, 소화불량 정도로만 증상을 느낍니다. 가슴 통증의 유무만을 기준으로 판단하면 골든타임을 놓칠 수 있습니다. 대신 호흡의 변화, 평소보다 심한 체력 저하, 이유 없는 피로감 등을 종합적으로 확인해야 합니다. 아주 작은 차이라도 꾸준히 기록해 두면, 심근경색을 미리 발견할 수 있는 소중한 단서가 될 수 있습니다. 이처럼 체크는 흔히 일상에서 놓치기 쉬운 아주 작은 단서에서 출발합니다.

고혈압에 대한
오해와 진실

　우리나라 막장 드라마에 단골로 등장하는 클리셰 같은 장면이 여럿 있는데요. 그중 하나는 바로 시어머니가 목을 잡고 뒤로 쓰러지는 장면입니다. 아마도 이는 장르를 가리지 않고 고혈압을 표현하는 대표적인 장면일 텐데, 사실 고혈압은 너무 다양한 형태로 나타나기 때문에 어느 하나가 딱히 정답이라고 꼽을 수 없답니다. 머리가 아프거나 뒷목이 당기면 혈압이 오른 것이라 생각하거나, 젊으니까 난 괜찮다고 자신하거나, 평소엔 아무 증상도 못 느끼겠고 병원에서 혈압을 잴 때만 문제가 되니 별일 아닐 것이라 마음 놓기 쉽습니다. 그러나 우리 곁에 똬리를 틀고 호시탐탐 기회만을 노리고 있는 고혈압은 그리 간단히 물리칠 수 있는 녀석이 아닙니다. 고혈압을 둘러싼 오해와 진실은 무엇일까요?

❖ 오해 ① 두통이 반드시 동반된다?

가장 흔한 오해는 고혈압에는 반드시 두통이 동반된다는 착각입니다. 고혈압은 대개 무증상입니다. 머리가 멀쩡해도 혈압은 얼마든지 높을 수 있고, 때로 두통이 있어도 혈압과는 무관한 증상일 수 있습니다. 그러니 고혈압과 두통을 반드시 연관지어선 안 됩니다. 사실 두통의 유무보다 더 중요한 건 매일 혈압을 꾸준히 재고 이를 추적 관리하는 습관의 유무입니다. 아침에 일어나 화장실을 다녀온 뒤, 5분 쉬고 한 번, 1분 간격으로 한 번 더 저녁에도 같은 방식으로 두 번 등을 기대고 발은 바닥에, 팔은 심장 높이로 놓고 혈압을 잽니다. 매일 두 수치를 평균 내어

혈압 기록표 예시

날짜	아침				저녁			
	측정 시각	복용	혈압치 (mmHg)	맥박/분	측정 시각	복용	혈압치 (mmHg)	맥박/분
12/22	8:23	√	119/76	101	7:30	√	115/76	98
12/23	8:39	√	116/78	99	8:07	√	109/67	105

한 줄로 기록합니다.

🌿 오해 ② 숫자가 혈압의 모든 걸 말한다?

또 하나의 흔한 오해는 혈압을 숫자로 고정하려는 생각입니다. 우연히 150이 찍혔다고 해서 무턱대고 고혈압이라고 말할 수도 없고, 한 번 110이 나왔다고 안심할 수도 없는 게 혈압입니다. 중요한 건 '숫자'가 아니라 '패턴'입니다. 병원에만 가면 혈압이 오르는 사람도 있습니다. 회백색 벽면의 진료실이 주는 특유의 긴장감, 흰 가운에 청진기를 목덜미에 두른 의사 앞에서 느껴지는 압박감 따위가 '화이트코트 현상'을 유발할 수도 있습니다. 반대로 어떤 분들은 집에만 가면 혈압이 높아집니다. 둘 중 무엇이든 집에서 측정한 혈압이 더 진실에 가까운 경향이 있습니다. 필요하다면 24시간 연속혈압으로 하루의 고저를 그려볼 수도 있을 겁니다. '장소'가 아니라 '상황'과 '시간'이 여러분의 혈압이 숨기고 있는 진실을 말할 겁니다.

🌿 오해 ③ 고혈압은 유전이다?

"나는 젊어서 괜찮다"라거나, "너는 마른 체형이라 문제가 없을 거다"라는 믿음도 몸의 언어가 주는 명확한 그림을 가릴 수 있습니다. 유전의 그림자, 수면 무호흡, 만성 스트레스, 소염제와 감기약, 스테로이드 같은 일부 약물은 나이와 체형을 가볍게 뛰어넘습니다. 때로는 신장 질환과 내분비 문제로 인해 이차성 고혈압이 생기기도 합니다. 체크 단계에서는 단지 숫자만 보지 않습니다. 원인을 따라가며 왜 이 패턴이 반복되는가를 묻습니다. 고혈압에 가족력이 영향을 미치는 건 사실입니다. 부모 중 한 명이 고혈압이면 자녀의 발병 확률이 높아지고, 부모 모두 고혈압이면 그 확률은 더 높아질 겁니다. 다만 연구 결과에 따르면, 고혈압에서 유전적 요인은 채 10%를 넘지 않는다고 합니다. 이 정도 수준이면 다른 어떤 질환에 비해 높다고 말할 수 없습니다.

오해 ④ 고혈압약은 평생 먹어야 한다?

다들 고혈압약은 평생 먹어야 한다는 말을 한 번쯤은 들어보셨을 겁니다. 사실 한번 복용하기 시작하면 고혈압약은 평생 먹어야 한다는 생각을 사람들이 가지는 데는 그만한 이유가 있습니다. 그만큼 생활 습관을 개혁하는 게 쉽지 않기 때문이죠. 하지만 부단한 결심으로 철저히 운동이나 식이요법으로 생활 습관을 개혁하여 혈압을 스스로 낮출 수 있다면 얼마든지 약을 줄이거나 중단할 수 있습니다. 세상에 모든 약물은 원칙상 끊을 수 있어요. 문제는 일단 약에 적응하면 환자가 노력해서 생활을 바꾸기보다는 약을 복용하는 편이 훨씬 간편하다고 느낀다는 데 있습니다.

혈압이 높다면 식습관을 바꾸는 건 선택이 아닌 필수입니다. 제일 먼저 싱겁게 먹는 습관을 들여야 합니다. 내가 하루에 섭취하는 소금(나트륨)의 총량을 줄이는데요. 예를 들어, 국물이나 양념, 젓갈을 식탁에서 치우거나 양을 줄이면 체중의 5~10%를 감량할 수 있습니다. 운동도 혈압을 낮추는 데 중요한 기준이 됩니다. 주 3~5회 땀이 맺힐 정도로 가볍게 뛰는 슬로우 조깅을 실천하고, 수면 시간을 고정하여 불면증을 없애고, 음주 횟수를 줄여서 알코올 섭취를 낮춥니다. 모든 몸의 신호는 '몸 → 신호 → 검증 → 돌봄'의 순서를 따라 해석되어야 하고, 이 과정에서 몸을 잘 돌볼 수 있다면 반드시 평생 약을 먹어야 하는 것은 아닙니다.

치매에 대한
오해와 진실

    대부분은 치매가 나와 상관없는 병이라고 생각합니다. 그래서 우리는 상황을 희화화하려고 농담처럼 "나, 치매인가 봐"라는 말을 쉽게 내뱉습니다. 치매가 얼마나 무서운 질병인지 피부로 느끼지 못하는 거지요. 우리 생각과 달리 2025년 기준, 국내 65세 이상 노인 인구 중 약 9.25%가 치매를 앓고 있습니다. 노인 열 명 중 한 명은 치매 환자라는 이야깁니다. 문제는 이 수치가 향후 계속 증가할 거라는 데 있습니다. 보건복지부에 따르면, 2026년에는 치매 환자가 100만 명을 돌파할 것으로 추정됩니다. 나이가 들수록 치매 유병률이 기하급수적으로 증가하며, 특히 여성의 유병률이 더 높은 경향이 있습니다. 치매는 이제 우리와 가까이 있는 질병입니다.

🌿 오해 ① 깜박하는 게 치매?

혹시 '깜박하는 것'이 치매라고 생각하고 계신가요? 건망증과 치매는 다릅니다. 치매와 건망증은 모두 기억력 저하를 보이지만, 치매는 힌트를 줘도 기억하지 못하고, 중요한 일을 잊어 일상생활에 지장을 초래하는 반면, 건망증은 힌트를 통해 기억해낼 수 있으며 다른 인지 기능은 비교적 유지되는 편입니다. 즉 치매가 뇌 기능 저하로 인한 전반적인 인지 능력 저하와 일상생활의 어려움을 동반하는 질병이라면, 건망증은 노화 과정에서 나타나는 일시적인 증상에 불과합니다.

🌿 오해 ② 기억력과 무관하다?

두 번째 오해는 기억력만 괜찮으면 치매가 아니라고 생각하는 것입니다. 치매는 기억력만의 문제가 아닙니다. 계획이나 전환 같은 집행 기능, 말 막힘 같은 언어 기능, 길의 방향과 물건 위치 같은 시공간 능력에 이상이 생기고, 무기력이나 분노 정서가 함께 발생합니다. 치매는 무엇을 잊어버리는지보다는 무엇을 못 하게 되었는지가 중요합니다. 약을 시간대로 챙기던 사람이 복용을 자주 빼먹는다든지, 요금을 납부하거나 금전을 관리할 때 실수가 늘었다든지, 익숙한 레시피가 낯설어졌다든지, 기계나 스마트폰 을 사용하는 게 버거워지진 않았는지를 살펴야 합니다.

오해 ③ 치매약은 다 똑같다?

치매는 검사해도 소용없고, 약은 다 거기서 거기라는 인식도 크나큰 오해입니다. 일단 치매는 여러 원인으로 발생할 수 있습니다. 혈액 검사로 갑상선 저하나 비타민 B12 결핍, 간과 신장 이상, 그리고 항콜린제와 수면제, 항히스타민 등의 약물 영향, 알코올 문제를 배제할 수 있습니다. 이는 되돌릴 수 있는 인지 저하를 찾아내는 가장 빠른 길이기도 합니다. 필요하면 간단한 선별 검사, 예를 들어 '세 단어 기억'과 '시계 그리기' 같은 기본 과제로 의심의 문턱을 확인하고, 전문적 진단으로 넘어갈 수 있습니다. 치매라고 단정 짓고 포기하기에는 이릅니다. 이미 늦었다고 생각하는 게 아니라 지금이 가장 이른 때고, 치료하기에 가장 적기라는 인식이 그 어느 때보다 필요합니다.

오해 ④ 시간이 약이다?

많은 분들이 치매를 노인우울증으로 착각하십니다. 우울하면 원래 멍해지니 시간이 약이라며 치매 증상을 방치합니다. 하지만 우울로 인한 인지 저하(가역 가능)와 진행성 치매 초기는 전혀 다릅니다. 몇 주 내 감정의 기복이 크고 자신의 상태를 방치하는 양상은 우울의 그림자일 수 있습니다. 반면 몇 달에 걸쳐 조용히, 그러나 꾸준히 기능이 떨어지는 곡선은 치매 쪽으로 볼 수 있죠.

오해 ⑤ 치매는 노인의 병이다?

또다른 오해는 '나는 아직까지 젊기 때문에 치매로부터 안전하다'고 생각하는 것입니다. 치매는 어르신들에게 빈번하게 발병할 뿐 젊은이에게 일어나지 말란 법은 없습니다. 최근 청년층 치매가 급격히 늘었습니다. 질병관리청과 국립보건연구원의 조사에 따르면, 지난 2009년 조발성 치매 환자가 1만 7천여 명에서 2019년 6만 3천여 명으로 큰 폭으로 늘었다고 합니다. 치매의 발병 원인은 너무 다양하고 정확하게 알려지지 않은 부분도 있지만, 그중 유전적인 요인도 있습니다.

실제로 수면 무호흡과 듣기 저하, 만성 스트레스, 당뇨와 고혈압 같은 대사성 요인, 뇌진탕 병력, 가족력은 나이와 무관하게 치매의 위험도를 올립니다. 코골이와 무호흡, 아침 두통, 낮 시간대의 졸음 증상이 있는지, 보청기 권유를 미루고 있는지, 혈압과 혈당이 요동치는지, 운동이 끊긴 시간이 언제인지 등을 생각하며 몸의 지도를 그리다 보면 이러한 증상들이 왜 반복되는지 답이 나오죠. 치매는 서서히 증상이 나타나기 때문에 가족력이 있는 경우라면 평소 생활 습관을 개선하고 정기적인 검진이 필요합니다.

5장

내 몸과의 대화,
알찬 건강검진

건강검진은 내 몸과의 대화입니다. 답변보다 질문이 중요한 순간이 있죠? 검진이야말로 몸에게 질문을 던질 수 있는 절호의 기회입니다. 묻지 않으면 몸은 침묵합니다. "왜 나는 오후 4시만 되면 졸릴까? 그 이유가 뭐야?" "주말엔 머리가 덜 아픈 이유가 뭘까?" "숨이 가빠지는 건 계단을 올랐기 때문일까, 아니면 수면무호흡증 때문일까?" 적절한 질문은 검사 목록을 바꿀 수 있습니다.

무엇을 검사할지는 늘 "어떤 신호가 반복되는가?"에서 출발합니다. 어젯밤의 뒤척임과 야간뇨, 오늘 아침의 무거운 머리, 식사 뒤 어김없이 몰려오는 졸음, 이유 모를 가슴 두근거림. 우리는 신호를 되묻지 않기 때문에 그 의미를 알 수 없게 되죠. 바쁘다는 이유로, 괜찮을 거라는 낙관으로, 그렇게 어물쩍거리다가 맹탕 같은 건강검진을 받고 맙니다. 건강검진은 그저 안도감을 얻기 위해 치르는 연중행사가 아닙니다. 매일 내 몸과 나눈 대화의 기록을 점검받는 일이죠. 잠은 몇 시에 들고 몇 번이나 깼는지, 아침 맥박은 어땠는지, 식사 후 집중력이 떨어진 일이 얼마나 자주 있었는지, 두통이나 속쓰림이 찾아온 시점은 언제였는지 알아야 합니다. 건강검진은 이런 정보를 바탕으로 그동안 몸의 신호를 알맞게 해석하고 대처했는지 체크하는 과정이라고 할 수 있습니다.

커피 한 잔 값으로
보건소 가야 하는 이유

아침 출근해서 향긋한 모닝커피 한잔하는 건 저뿐만 아니라 대부분 직장인의 루틴일 것 같아요. 요즘 커피 한 잔이 5천 원은 족히 넘어서 아침 점심 하루 두 잔이면 웬만한 점심 한 끼 값은 되는데요. 저는 환자분들에게 평소 커피 한 잔 값 아껴서 가까운 보건소에는 꼭 가라고 말씀드립니다. 갑자기 뜬금없이 커피 대신 보건소를 가라고요? 이렇게 느끼실 수 있는데요. 지금부터 제가 카페 대신 보건소에 가야 하는 이유를 하나씩 설명드릴까 합니다.

저렴한 가격으로 건강 체크하기

생각보다 많은 시군구 보건소에서 기본 혈액 검사와 소변 검사를 거의 무료에 제공하고 있습니다. 5천~6천 원 선에서 모든 기본 검사가 가능합니다. 검진센터에서 제공하는 검사 항목이 보건소에서는 커피 한 잔 값에 해결됩니다. 그렇게 복잡하지도 않아요. 가셔서 피 한 번 뽑고, 소변 한 번 보시면 됩니다. 그렇게 수집한 시료는 검사소에서 일반 혈액 검사와 생화학 검사를 거쳐 우리 몸 안에 장기들이 아무 탈 없이 잘 돌아가고 있는지 체크하는 데 쓰입니다. 여기에는 간 기능 검사라든지 고지혈증, 콜레스테롤 수치, 콩팥, 신장 기능, 당 수치 검사 등이 포함됩니다.

보건소가 제공하는 또 하나의 검사가 흉부 엑스레이 촬영입니다. 폐는 조용히 문제를 키우는 침묵의 장기입니다. 평소 엑스레이 검사로 결핵을 선별할 수 있어서 기회가 되면 반드시 받아보시라고 환자분들에게 권합니다. 보건소가 해주는 엑스레이 검사에는 결핵 선별뿐 아니라 흉곽의 이상 유무를 훑어주는 스크리닝 과정도 포함됩니다. 암엔 종양표지자 검사라는 선택지가 있는데요. 어디까지나 간접 지표이기에 가볍게 여기시는 분들이 계십니다. 그런데 보건소에서는 남성은 2만 원대 초반, 여성은 2만 원대 중후반으로 묶음 검사(PSA·AFP·CEA 등)를 제공

종양표지자 3종 검사

검사 종류	검사 목적	참고 사항
PSA (전립선특이항원)	전립선암 선별 검사	전립선염, 전립선 비대증과 같은 양성 질환에서도 수치가 상승할 수 있음
AFP (알파태아단백)	간암 진단과 모니터링	간염, 간경화와 같은 질환이나 임신 중 태아 이상 시에도 수치가 높아질 수 있음
CEA (암태아성항원)	대장암 진단과 재발 여부 추적	췌장암, 위암, 폐암, 유방암 등 다른 여러 암과 흡연, 간경화, 염증성 질환에서도 수치가 상승할 수 있음

해 준답니다. 한 번의 채혈로 위험 신호를 엿볼 수 있다는 점에서 가성비가 높습니다. 싸다고 남용할 필요도, 그렇다고 무시할 이유도 없습니다.

특히 골밀도 검사는 보건소에서 놓치기 아까운 항목입니다. 폐경기 이후 여성이거나, 50대 이후 남녀 모두에게 골밀도 검사는 필수 항목입니다. 어떤 지역은 무료, 어떤 지역은 6천 원 안팎입니다. 이 밖에도 보건소에서는 생활과 맞닿은 검사도 선별적으로 제공됩니다. 우울증 선별 검사, 성매개감염 검사, 인바디(체성분 분석)와 영양 및 다이어트 클리닉, 임산부 지원, 금연클리닉, 각종 예방접종 등 상당수가 무료 혹은 매우 저렴한 비용으로 제공됩니다. 보건소는 전 국민이 내는 세금으로 운영되는 공공 인프라이기 때문에 검진이라는 국민의 당연한 권리를 최대한 누려야 합니다.

🌿 미래의 나를 위한 작은 관리 습관

국가건강검진이 격년마다 정기 검사의 성격을 띤다면, 보건소 검사는 생활 관리형으로 언제든 필요할 때 수시로 받을 수 있다는 게 차이점입니다. 한 마디로 보건소는 큰 체로 훑는 1차 관문이라고 보시면 됩니다. 보건소 검사에서 이상 소견이 보이면 초음파와 내시경, 정밀영상이 가능한 동네 병의원으로 넘어가게 되는 거죠. 비용이 아깝다는 말은 뒤늦게 발견했을 때 발생하는 초과 비용을 모를 때나 할 수 있는 표현입니다. 뒤늦은 수술과 항암, 긴 병가와 돌봄 인건비, 휴직과 퇴직으로 발생하는 비용은 사실 돈으로 치환할 수 없습니다. 저도 가족과 지인에게 유방암 전 단계와 위험 결절을 일찍 찾아 제거해 준 경험이 있습니다. 건강에 있어서는 종이 한 장의 근거가 마음을 더 가볍게 할 수 있습니다. 한우 한 번보다 검진 한 번이 미래의 나에게 훨씬 값진 선택인 거죠.

무기력과 관계의 균열은 돈으로 다 셀 수 없는 비용입니다. 조기에 작은 수치 차이로 발견할 수 있었던 질환을 뒤늦게 발견한다면 인생은 단번에 거칠어집니다. 검진에 대한 두려움은 이해할 수 있습니다. 그러나 확인은 벌이 아니고 자유가 될 수 있다는 걸 명심하세요.

🌿 보건소 실속 이용법

여기서 보건소 실속 이용법의 현실적인 팁을 드리겠습니다. 우선, 내 거주지 보건소 홈페이지를 즐겨찾기하고 검사 가능한 목록과 수수료를 확인합니다. 그 다음엔, 검진하러 병원에 갈 때 제출할 네 칸 작성표를 작성합니다. 첫째 칸엔 혈압과 공복혈당, 당화혈색소, 지질, 간과 신장, 갑상선, 소변과 체성분 같은 수치에 대한 기본 자료와, 연령대와 위험군에 맞춘 위와 대장, 자궁경부, 유방, 폐 검진 여부를 적습니다. 둘째 칸엔 두통과 야뇨, 속쓰림과 두근거림, 피로, 체중 변화에 대한 증상 일지를 씁니다. 셋째 칸엔 약과 보충제에 대한 용량과 복용 시각과 부작용 의심을 적습니다. 넷째 칸엔 흡연과 음주, 운동과 수면, 직업 스트레스 등에 대한 가족력과 생활을 적습니다. 이 네 칸 작성표를 지참하면 훨씬 수월하게 검진을 받을 수 있습니다. 셋째, 신분증(최근엔 모바일신분증도 너무 간편하고 좋아요)과 건강보험증을 챙기고, 혈액검사 정확도를 높이기 위해 가능하면 공복으로 방문합니다. 넷째, 검사 결과표는 사진으로 저장하고, 수치 옆에 월/연도를 꼭 적습니다. 다섯째, 이상 수치가 나오면 너무 놀라지 말고, 원문 결과와 함께 가까운 내과나 산부인과, 비뇨의학과, 생활의학과로 연결합니다. 음영이 보이면 초음파나 CT로, 빈혈이 보이면 추가 혈액검사로, 혈당이 높으면 생활 교정에 힘쓰고 재검으로 확인하면 족합니다. 중요한 건 빠르고 정확하게 필요한 만큼, 과잉도 방치도 아닌 정도로만 추가하면 됩니다.

뜻밖에도 많은 이들이 비용과 막연한 두려움 때문에 검진을 미룹니다. "괜히 갔다가 뭐 나오면 어쩌죠?" "수십만 원이 아깝더라구요." 두려움은 피한다고 사라지지 않습니다. 사실 검진은 내가 나를 대접하는 방법이기도 합니다. 늦게 발견해서 고생하지 않으려면, '빨리' '자주' 확인하는 편이 낫습니다. 병원은 우리 편이고, 보건소는 그중 가장 문턱이 낮은 친구랍니다. 커피 한 잔 마셨다 치고 피 한 번, 소변 한 번으로 1년 치 안심을 살 수 있다면 얼마나 좋을까요? 오늘의 작은 용기로 내일의 큰 평화를 사는 데 이만한 가성비가 또 있을까요?

건강검진 항목,
꼼꼼히 체크합시다

저는 항상 환자분들에게 멀쩡하실 때 건강검진을 받으시라고 권합니다. 아프실 때 가면 이미 늦기 때문입니다. 예를 들어, 매년 여름, 강둑이 넘쳐 물난리가 나는 데가 있다고 해보죠. 해당 지자체장은 여름 장마가 내리기 전에 미리 둑을 쌓고 보도 설치해서 홍수 대비에 만전을 기할 것입니다. 일단 강이 범람하면 그 피해는 막대하기 때문이죠. 이와 마찬가지입니다. 한국은 국민의료보험이 너무 잘 되어 있어서 전체적으로 발생률과 재발률이 높은 암에 대한 대처가 빠릅니다. 공단 측에서 연령에 따라 받을 수 있는 항목을 미리 제시하기 때문에 여러분은 그 부분만 꼬박꼬박 챙기시면 됩니다.

자, 보다 전문적인 건강검진 항목을 이야기해 보겠습니다. 건강검진을 받기 전에 나에게 필요한 항목을 넣고 불필요한 항목을 빼는 과정을 거쳐야 합니다. 현재 건강 상태에 따라, 형편에 따라 국가가 기본적으로 제공하는 건강검진에서 한두 가지 항목을 추가하여 다양한 포트폴리오를 완성할 수 있습니다. 그렇다면 이제 저와 함께 구체적인 사항을 점검해 볼까요?

🌿 검진에도 주기가 있다

국가 주도의 건강검진은 만 40세부터 시작됩니다. 기초생활 수급자와 차상위 계층은 매년 무료로 검사가 가능하고, 만 20세 이상의 여성이라면 2년마다 무료로 자궁경부세포 검사를 받을 수 있습니다. 이는 일반적인 검진 주기이며, 건강할 때는 1년에 한 번씩 하시면 되고, 그 외에 만약에 병이 있다면 그 병에 따라 항목을 추가하시면 됩니다. 예를 들어 유방에 혹이 만져진다면 어떤 혹인지에 따라서 6개월마다, 혹은 3개월마다 추적할 수 있습니다. 이런 이유로 미리 내 몸의 상태를 확인하시고 정상이면 1년에 한 번씩 정기적으로 검진을 받으면 충분합니다. 반면 대장내시경검사는 국가검진에서 5년 주기를 제시하지만, 저는 개인적으로 3년에 한 번 검진을 추천합니다.

소변 검사와 혈액 검사

키와 몸무게, 허리둘레와 BMI, 혈압, 시력, 청력은 기초적인 건강 지표에 들어갑니다. 그중에 소변과 혈액 검사는 보다 중요한 건강 지표로 활용됩니다.

'소변 검사'는 신장, 비뇨기계 질환은 물론 당뇨병과 같은 전신 질환까지 진단하는 기본적이고 간단한 검사입니다. 소변의 물리적, 화학적 침전물 검사를 통해 신체 기능을 평가하며, 검사 결과에 이상이 있다면 추가적인 검사가 필요할 수 있습니다. '혈액 검사'도 매우 중요한 지표를 알려줍니다. 혈색소와 백혈구, 혈소판, 간 수치와 지질, 공복혈당과 당화혈색소 등 중요한 지표들이 확인되어야 신체 건강을 가늠할 수 있으니까요. 당 수치 같은 경우는 당뇨를 확인할 수 있기에 매우 중요합니다. 참고로 심전도는 부정맥 유무를 체크하는 데 필요합니다.

다양한 초음파 검사

초음파 검사는 개복 없이 몸의 내부를 들여다볼 수 있는 가장 간단한 검진입니다. '복부 초음파'는 거의 기본에 가깝습니다. 간과 담낭, 양쪽 콩팥, 췌장, 비장을 차례로 훑어 지나가면, 대부분의 문제를 잡아낼 수 있기 때문이죠. 다만 복부 비만이 심하면 췌장을 선명하게 보지 못할 수 있습니다. 그럴 때는 판독의가 '조영증강 CT'를 권하는데요. 한 번쯤은 찍어 두는 편이 현명합니다. 비非조영 CT는 흑백 스케치에 가까우니 선명한 판단을 원한다면 조영제를 사용한 검사가 답입니다. 한 번 정상이라면 해마다 반복할 필요는 없습니다. 2~3년을 주기로, 혹은 필요할 때 받으시면 됩니다. 그 사이에는 일반 초음파로 추적합니다. 조영제 알레르기 여부는 사전에 확인해야 합니다.

'갑상선'은 초음파만으로도 결이 그대로 드러납니다. 정상이라면 매년 갑상선 초음파를 고집할 이유는 없습니다. 다만 목 주변에 중요한 구조물이 많기 때문에 저는 개인적으로 갑상선을 포함한 목 전체는 1년에 한 번 하시라고 권하는 편입니다.

다음으로는, 경동맥이라고 뇌로 가는 혈관이 있습니다. 이 혈관에 석회화가 얼마나 진행되었는지를 보는 게 중요한데, 경동맥 석회화는 뇌졸중이나 그와 관련된 뇌혈관 질환을 예측하는 인자가 되기에 한 번쯤 받으시기를 권고합니다. 특히 폐경기 이후 여성분들과 50세 이후 남성들이라면 매년 경동맥 초음파를 받으시는 것이 좋습니다.

참고로 남성의 경우라면 '전립선 초음파', 여성의 경우에는 '골반 초음파'는 해상도에 한계가 있습니다. 정밀한 판단이 필요

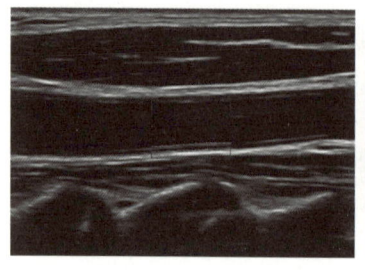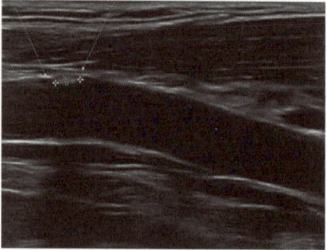

◯ **정상 경동맥**(왼쪽)**과 노인의 경동맥**(오른쪽) **비교**

하다면 각각 비뇨의학과(경직장), 산부인과(질식)에 가보셔야 합니다.

'유방 초음파'는 나이에 따라 접근 전략이 달라집니다. 20대 후반에서 서른쯤엔 유방 초음파를, 마흔쯤부터는 국가검진 항목에 들어간 엑스레이 검사를 더합니다. 하지만 요즘에는 20대 유방암도 증가하는 추세라 유방 엑스레이 검사를 20대 후반에 한 번 촬영해 보고 이상이 없으면 간헐적으로 2~3년 주기로 찍는 편이 좋습니다.

폐는 흡연력 등 위험인자가 있다면 '저선량 흉부 CT'를 해마다, 아무리 못해도 격년으로는 챙기시길 권고합니다. 반면 아무 증상과 가족력이 없다면 뇌 CT나 MRI를 검진 항목으로 고집할 이유는 없습니다. 대신 40대 이상, 고혈압이 있고 뇌혈관 관련 가족력이 겹친다면, 뇌 MRA를 한 번쯤은 고려할 만합니다. 매우 드물지만, 혹시나 모를 수 있는 '동맥류(동맥벽이 약해져 동맥의

연령대별 검사 항목

	20대~	40대~	50대~
혈액 및 소변 검사	전 연령층 (매해)		
초음파	갑상선, 유방, 복부 (매해)		+ 경동맥
내시경	위, 대장내시경 (필요시)	위 (보통 격년 주기), 대장 (3~5년 주기)	
CT, MRI·MRA	필요시 간헐적으로 복부 및 저선량 흉부 CT, 기저질환이나 가족력 있을 경우, 뇌 MRI/MRA		

일부가 풍선처럼 늘어나는 질병)'라는 시한폭탄의 뇌관을 미리 제거하기 위해서입니다.

'내시경'은 필수라고 보시면 됩니다. 우리나라의 경우 젊은 위암과 대장암 환자 수가 해마다 늘고 있습니다. 가공식품 위주의 나쁜 식습관, 과도한 스트레스, 불규칙한 생활 패턴 등으로 인해 발병률이 눈에 띄게 급증하고 있죠. 젊은 분들도 소화기 암을 중장년층이나 걸리는 질병이라고 남 일처럼 생각하시면 안 됩니다. 만약 위, 대장내시경 가족력이 있다면 20대부터 위·대장내시경을 시작하는 것이 좋습니다. 위내시경의 경우 평소 정상이었다면 2년 주기로 받으면 되고, 대장내시경은 3~5년 주기로 받으면 됩니다.

🌿 지나친 걱정은 금물

제때 받은 검진은 마음을 가볍게 해줍니다. 저 역시 오래전 피검사에서 내당능장애(당뇨병의 전 단계로, 정상인보다 식후 혈당 조절 능력이 떨어지는 상태)가 발견된 적이 있었습니다. 처음엔 많이 놀랐지만 그날부터 식사와 생활 습관을 고쳤고, 지금은 다행히 수치가 안정됐습니다. 한번은 며칠 동안 두통이 심해서 뇌혈관에 큰일이 난 줄 알고 MRA를 찍었는데 정상이었던 적도 있었죠. 재미있는 사실은 아무 문제가 없다는 사실을 알게 된 순간, 사나흘 동안 저를 집요하게 괴롭혔던 두통이 말끔히 사라졌다는 겁니다. 건강검진은 숨어 있는 병을 찾는 과정인 동시에 그림자처럼 따라오는 불안을 내려놓는 의식이 될 수 있다는 사실을 그때 깨달았습니다.

무엇이든 다 알아맞히는 만능 검진은 세상에 없습니다. 어떤 검사든 일장일단이 있을 수밖에 없죠. 검진의 가치는 양이 아니라 질에 있습니다. 쓸데없이 검사 항목을 늘려서 가계에 부담을 줄 필요는 없습니다. 일상 호흡이 편안하고 당장 수술 계획이 없다면 폐기능 검사처럼 전문적인 항목은 굳이 넣지 않아도 됩니다. 기본 혈액과 소변, 위내시경과 대장내시경, 복부 초음파 정도면 충분합니다. 굳이 필요하다면 조영 CT, 연령과 위험에 맞춘 유방 검사와 폐 검사, 가족력이 있어 걱정된다면 뇌 MRA, 이 정도면 과장 하나 안 보태고 100% 나에게 맞는 완벽한 검진 포트폴리오를 갖추게 됩니다. 이제 여러분에게 어떤 검진 항목이 필요할지 감이 오시죠?

쌩돈 날리는
건강검진 항목

건강검진은 대한민국 국민이라면 마땅히 누려야 할 의무와 권리입니다. 의료인의 한 사람으로 말씀드리자면, 이렇게 좋은 국가 주도형 의료 시스템은 다른 어느 나라를 가서도 보기 힘듭니다. 학생 시절에 미국에서 경험한 의료 서비스도 한국에 비하면 한참 떨어진다고 느꼈습니다. 문제는 이렇게 훌륭한 제도를 활용할 수 있으면서도 실제로 사용하지 않거나 일부만 활용하는 경우입니다. 그런 분들을 보고 있으면 제가 다 안타까워요.

요즘은 나이를 막론하고 성인이 되면 기본 건강검진부터 받아보시는 게 좋습니다. 주변 사람을 고생시키지 않고 오래 살고 싶으시다면 젊어서부터 건강검진을 열심히 하시면 됩니다. 그거 말고는 뾰족한 답이 없어요. 이렇게 강조하다 보니 검진을 통해 조기에 암을 발견했다고 연락이 오는 경우도 있습니다. 간혹 항목이 너무 많아서 도대체 뭘 어떻게 해야 할지 모르겠다고 문의하시는 분들이 있는데요. 건강검진의 미학은 '많이' 하는 게 아니라 '맞게' 하는 데 있습니다. 괜히 이것저것 많이 하실 필요 없어요. 다음 다섯 가지는 특히 그렇습니다. 단, '절대 금지'는 아니고요. 목적과 맥락이 분명할 때만 문을 열라는 뜻입니다.

① 비조영 복부 CT: 제한적인 활용도

'비조영 복부 CT'는 팥 없는 붕어빵과 같은 검사입니다. 조영제를 넣는 이유는 간과 췌장, 신장 같은 실질 장기와 병의 원인이 되어 일어나는 생체 변화를 대비對比를 통해 명확하게 보려는 데 있어요. 그런데 조영제를 쓰지 않는 비조영 복부 CT는 이런 명확한 대비를 볼 수 없습니다. 따라서 간단한 결석이나 기본적인 장기의 위치를 확인할 때 쓰입니다. 회색 숲속에서 회색 늑대의 얼굴을 찾으려 하면 잘 보이지 않겠죠? 그런 상황이라고 생각하시면 됩니다. 따라서 비조영 복부 CT는 조영제 중증 알레르기나 신부전증 환자처럼 조영제를 사용하면 안 되는 경우 혹은 주치의와 상의해 초음파나 MRI 등의 대안을 조합한 경우가 아니라면 추천하고 싶지 않은 검사랍니다.

② PET-CT: 고비용과 과잉 진단의 위험

'PET-CT'는 포도당 비슷한 표지자를 몸에 주입해 대사가 왕성한 곳을 빛나게 만들어 촬영하는 검사입니다. 암은 몸의 대사를 끌어올리니 전신을 한 번에 훑을 수 있다는 장점이 매혹적으로 다가오겠죠. 그러나 PET-CT는 스크리닝 검사가 아닙니다. 병의 범위를 정하거나, 치료 반응을 보거나, 재발을 의심할 때 표적을 밝히는 장비입니다. 증상도 없고, 위험도 낮은 사람이 혹여나 숨어 있을지도 모를 암을 찾기 위해 받기엔 방사선 노출과 비용이 모두 과합니다. 또한, 애매한 반짝임을 병변으로 오인할 수 있어 가짜의 함정도 많습니다. "뭐가 보입니다"라고 겁을 주고는 추가 CT나 MRI, 조직검사로 넘어가게 하죠. 점 하나에 몇 주의 검사 여정을 권하여 괜히 시간만 소모시키고 불안을 야기합니다. PET-CT는 암이 확진됐을 때, 재발 및 전이가 의심될 때, 혹은 조직학적으로 대사 이미징이 치료 전략을 좌우할 때 도움이 될 수 있습니다.

③ MRI: 증상과 목표 없이는 오답

'MRI'는 정교합니다. 엑스레이 검사가 보지 못하는 부분을 정교하게 들여다볼 수 있죠. 문제는 그 '정교함'이 곧 '필요함'을 뜻하지 않는다는 것입니다. 중년의 무릎과 어깨 MRI는 절반 이상에서 퇴행성 파열과 돌출, 그리고 건염 소견이 보이는데 그 다수가 증상 없이도 존재합니다. 증상이 전혀 없는데 불필요하게 찍은 MRI는 불필요한 주사와 물리치료, 심지어 수술 상담으로 이어지는 과잉 진료를 낳기 쉽습니다. 근골격계를 지도라고 했을 때, 기능과 통증을 중심으로 길을 찾아야 합니다. 통증 양상, 강도, 일과 수면과의 연관, 신경학적 징후를 먼저 확인하고, 필요할 때 목표를 정한 '타깃 MRI'가 정답입니다. 막연히 지도만 들여다보고 있으면 내가 가야 할 길을 알 수 없습니다.

④ 뇌 CT와 MRI: 무한반복되는 불안의 고리

무증상 뇌 CT와 뇌 MRI는 조용하고 문제없던 머리에 괜히 평지풍파를 일으키는 것과 같습니다. 새로 시작된 심한 두통, 신경학적 결손, 발작 등의 특이증상도 없고, 두부 외상이나 가족력, 고위험 요인도 없는 사람에게 뇌 CT나 MRI를 권해봤자 의미가 없습니다. 오히려 작고 느리게 자라는 양성 병변을 지켜 보느라 수년간 재촬영과 불안, 상담의 고리를 반복하기 쉽습니다. 혈관 위험을 확인하려는 목적이라면 뇌 MRA처럼 목표가 선명한 검사로 바꾸는 편이 결과도 보다 분명해질 수 있습니다.

⑤ 심장 초음파: 심장이 잘 뛴다면 불필요한 검사

심장 초음파는 심장의 구조와 펌프 기능을 보기 위해 시행합니다. 가슴 통증이나 이상 등 특별한 증상이 없다면, 잘 뛰는 심장을 굳이 들여다볼 필요는 없습니다. 판막질환과 심부전 의심처럼 임상적 질문이 있을 때 하시면 됩니다. 평소 특별히 숨이 차지 않고, 잘 걷고 잘 뛰며, 흉통이나 실신, 부종 같은 신호도 없다면 검진 항목에서 빼는 게 경제적입니다. 관상동맥(심근에 혈류를 공급하는 동맥) 위험이 걱정된다면, 그 위험을 직접 비추는 '관상동맥 석회화 점수CAC'나 상황에 따라 '관상동맥 CT'를 고려하는 편이 더 낫습니다. 제대로 동맥을 볼 수 있는 검사를 택해야지 심근을 들여다보는 초음파로 혈관을 보겠다면 현미경으로 달 표면을 보겠다는 것과 같겠죠.

요즘은 병원도 마케팅을 동원합니다. 병원이 권한다고 해서

다 하실 필요 없어요. 패키지가 화려할수록 끼워넣기가 많을 수 있습니다. 비조영 복부 CT, 전신 PET-CT, 무릎 MRI가 한 상에 올라오면, 그건 이상적인 건강검진이 아니라 끼워팔기식 상품 기획입니다. 묶음 검사의 진짜 가격은 표에 찍힌 합계가 아니라, 추가 검사와 추적 촬영, 시간과 불안까지 합친 총비용입니다. 패키지를 고를 땐 다음의 세 부분을 자신에게 적용해 보는 것이 좋습니다.

- 내 몸의 신호와 연결되는가?
- 치료, 생활, 약물 등의 결과가 내 행동을 바꾸는가?
- 위험과 불편, 비용 대비 이득이 명확한가?

해당 사항이 두 개 미만이라면, 하지 않는 것이 현명한 판단입니다.

2030이라면
꼭 체크해야 하는 항목

오래전 '아프니까 청춘이다'라는 말이 유행이었던 때가 있었습니다. 누구나 청춘을 인생에서 잠시 건너가는 돌다리쯤으로 여기는 것 같습니다. 사실 청춘만큼 아프고 불안한 시기는 따로 없는데도 말입니다. 저 역시 20~30대일 때 미국에서 대학에 다니며 가끔은 아프고 혼란스럽고 외로웠죠. 무엇보다 타지에서 외롭게 홀로 지낼 때 몸이 아프면 누구에게 하소연 한 번 못 하고 기숙사에서 혼자 끙끙 앓았던 것 같습니다.

스무 살의 몸은 대체로 말이 없는 과묵한 친구고, 서른의 몸은 정신없이 바쁘고 일만 하는 친구랍니다. 보통 과묵한 친구가 할 말이 있어도 안 하는 경향이 있다면, 바쁜 친구는 일에 치여

대답을 미루는 경우가 많습니다. 바로 그 틈에 질병은 씨를 뿌립니다. 그래서 20~30대의 건강검진은 병을 잡는 게 아니라 하루라도 빨리 나만의 기준선을 만드는 게 목적이 되어야 합니다. 혹시라도 있을 작은 흔들림이 큰 문제가 되기 전에 알아채는 일, 기본을 놓치지 않는 루틴이야말로 가장 값진 보험이 아닐까요?

혈액과 소변 검사

처음은 언제나 '혈액 검사'와 '소변 검사'입니다. 화려한 기계보다 먼저 채혈과 소변 컵이 내 몸을 대변할 수 있습니다. 혈색소와 백혈구, 혈소판 같은 기본 조사부터 간과 신장 기능, 지질 그리고 공복혈당, 가능하면 당화혈색소까지 체크해두면 현재의 생활 습관이 수치로 치환되죠. 수치가 정상이라면 안심하고 느긋하게 일상에 복귀하는 게 아니라 내 몸의 '기준선'으로 저장부터 합니다. 다음 검진에서 같은 항목을 겹쳐 보면, 추세선이 보이고, 작은 변화에도 일정한 방향성을 캐치할 수 있거든요. 이처럼 20~30대의 건강검진은 결과지 한 장을 연속 기록으로 바꾸는 순간부터 힘을 갖게 됩니다.

🍃 위내시경과 대장내시경

위와 대장은 불편해지기 전에 화면으로 확인하는 용기가 필요합니다. '위내시경'은 20대에 한 번, 30대부터는 매년 권하고 싶습니다. 유전적 요인뿐 아니라 맵고 짠 음식의 유행, 음주 문화, 이젠 일반화된 배달 문화 등 여러 요인으로 한국인의 위는 자주 상합니다. 속쓰림과 헛배부름이 익숙해질 즈음엔 이미 늦는 경우가 많죠.

대장은 국가가 먼저 위험을 추적합니다. '분변잠혈검사FIT'가 양성이면 대장내시경 검사는 무료로 연결됩니다. 가족력이 있거나 용종을 제거해 본 적이 있다면 3~5년 간격의 내시경을 일정과 달력에 저장해야 합니다. '언젠가 해야지'라는 막연한 생각으로는 안 됩니다. 사람은 언제나 날짜를 정해야 움직이거든요.

🍃 초음파 삼형제: 복부, 갑상선, 유방

검진의 핵심은 소위 '초음파 삼형제'인 복부와 갑상선, 그리고 유방 초음파입니다. 초음파의 장점은 즉시성에 있습니다. 실시간 화면을 보며 의사의 설명을 듣고, 그 자리에서 계획을 바꿀 수 있습니다. 복부 초음파는 간과 담낭, 췌장과 비장, 양쪽 콩팥을 한 번에 볼 수 있어 경제적입니다. 20~30대라면 연 1회 정도 기본으로 설정하고, 체형과 소견에 따라 그 간격을 조정하면 좋습니다. 복부 비만으로 초음파 화면이 분명하지 않다면, 의사 권고에 따라 '조영증강 복부 CT'로 베이스라인을 한 번을 받아 두고, 이후엔 초음파로 팔로우업을 이어갑니다.

개인적으로 갑상선 초음파는 20~30대에 꼭 한 번 받기를 권합니다. 이 연령대에 결절과 암이 흔합니다. 특히 최근 20~30대에서 암 발병이 크게 늘고 있습니다. 일단 '기준선'을 잡는 다고 생각하고 검진을 받고, 이상이 없으면 그 간격을 넓혀도 됩니다. 여성의 경우, 유방 초음파는 20대라면 2~3년에 한 번, 30대부터는 매년 받는 것이 실용적이고 안전합니다. 40세가 되면 국가검진 유방 엑스레이 촬영이 들어가니, 그 이전까지는 보이는 초음파가 세대의 빈틈을 메울 수 있습니다. 제 진료실을 찾는 젊은 여성분 상당수가 유방 초음파로도 유방암을 조기에 발견하여 가슴을 쓸어내렸답니다.

자궁경부암 선별 검사

여성의 몸은 남성과 비교해서 더 복잡하고 세밀합니다. 그래서 남성보다 검사할 부위도 많고, 검진해야 할 항목도 많습니다.

그중에서 '자궁경부암 선별 검사'는 가장 강력한 예방 의학으로 20~30대 여성이라면 반드시 받는 게 좋습니다. 요즘은 검사 기법과 기술이 워낙 발달해서 주기를 놓치지 않는다면, 작은 이상이 발견되어도 바로 치료할 수 있습니다. 결과지를 사진으로 저장하고, 다음 검사 날짜를 같은 폴더에 적어둡니다. 루틴은 기억이 아니라 기록으로 완성되니까요.

간과 폐 검사

간과 폐는 위험군에 속하는 환자가 앞장서서 검사를 받아야해요. B형 간염, C형 간염, 간경변 등 간암 고위험군은 국가 지원으로 복부 초음파를 연결받을 수 있습니다. 폐는 조용히 상처를 키우기 때문에 흡연 등 고위험군은 국가의 '저선량 폐 CT' 주기를 따르는 것이 좋습니다. 비위험군이라도 30대에 베이스라인으로 1회 개인적으로 고려하면, 이후 판단이 덜 흔들릴 수 있습니다. 20~30대에 받은 첫 사진은 닻과 같습니다. 견고한 닻이 내려있다면 너울과 파도에도 방향을 잃지 않을 수 있습니다.

심장과 뇌혈관 검사

심장과 뇌혈관은 검사 시 표적을 분명히 해야 합니다. 2030의 심장은 대체로 잘 뜁니다. 하지만 조기 심혈관 사망 가족력이 있거나 고지혈증, 고혈압과 당뇨가 겹치면 이야기가 달라집니다. 그럴 땐 '관상동맥 CT'처럼 혈관을 직접 비추는 검사가 타당합니다. 반면 증상이 없는데 심장 초음파를 남발하면 득보다 실이 많기에 혈관이 궁금하다면 보고 싶은 혈관만 보는 것을 추천합니다. '뇌혈관 MRA'는 보통 40대 이후에 고혈압과 가족력에서 검토하지만, 가족력이 강하다면 더 어린 연령대에도 한 번쯤 의사와 상의해 보는 것도 좋습니다.

4050이라면
꼭 체크해야 하는 항목

저도 나이 마흔을 넘기고 보니 한 해를 넘길 때마다 몸이 이전과 다르다는 걸 몸소 느낍니다. 저보다 연세가 많으신 독자분들에게는 말씀드리기가 죄송스럽지만, 요즘에는 조금만 피곤해도 입안이 헐고 몸의 회복 속도가 더딘 것 같아요. 전에 없던 주름이 하나둘 느는 걸 보는 것도 괴롭지만, 건강에 대한 자신감이 점차 떨어지는 것 자체가 괴롭기도 합니다. 40~50대에게 필요한 건 체계적이고 정기적인 건강검진이 아닐까 싶습니다.

마흔과 쉰의 경계는 인생의 고갯마루입니다. 암의 조기 발견 여부가 생사를 갈라놓기도 합니다. 40~50대에게 검진이 그만큼 중요한 이유겠죠. 이때는 암과 심혈관질환의 위험이 가파

암 종류별 정기검진 주기

암 종류	검사 종류	검진 주기	연령 기준
위암	내시경	2년	40세 이상 남녀
간암	초음파	6개월	40세 이상 남녀 중 간암 발생 고위험군
대장암	내시경	3~5년	50세 이상 남녀
유방암	초음파, 엑스레이 촬영	1~2년	20대 후반 이상 여성
자궁경부암	자궁경부세포 검사	2년	20세 이상 여성
폐암	엑스레이 촬영 및 저선량 흉부 시티	1~2년	40세 이상 남녀 중 고위험군

르게 오르는 시기입니다. 한국인들이 가장 많이 걸리는 암으로는 위암과 대장암, 간암, 자궁경부암, 유방암이 있습니다. 이른바 '대한민국 5대 암'이죠. 2019년부터는 폐암도 추가되었습니다. 모름지기 암을 발견하는 게 건강검진의 목표가 됩니다. 40~50대 검진 포트폴리오의 뼈대는 다음과 같습니다.

🍃 건강검진 제대로 받기

검진 당일, 공복으로 병원에 가서야 합니다. 채혈을 통해 당뇨 평가(공복혈당, 당화혈색소), 지질대사 검사(LDL·HDL·중성지방·

총콜레스테롤), 간 기능 검사(AST/ALT, GGT)를 시행합니다. 소변을 통해 신장 기능(크레아티닌, eGFR, 소변 알부민/크레아티닌 비율)을 검사합니다. 팔에 커프를 감고 혈압을 잽니다. 체성분을 함께 적어두면, 혈압과 혈당, 지질이 서로를 어떻게 끌어올리는지 추세선이 그어집니다. 이때 이 선은 식사와 수면, 그리고 운동 습관으로 되돌릴 수 있는 수치입니다.

다음으로 심장은 심전도 검사$_{ECG}$로 확인합니다. 필요하면 심장 초음파로 넘어가 좌심실 비대, 펌프 기능, 판막 상태를 눈으로 확인할 수 있습니다. 그리고 동맥경화 검사가 있습니다. 발목과 팔의 혈압을 재어 발목-상완지수$_{ABI}$, 상완-발목맥파전달지수$_{baPWV}$로 흐름의 탄력을 수치화하거나, 경동맥 초음파로 죽상판과 내중막두께$_{IMT}$를 직접 볼 수 있습니다.

그리고 위내시경과 대장내시경을 마주합니다. 40~50대는 위암뿐만 아니라 대장암 위험이 가파르게 오르는 첫 번째 고개입니다. 위내시경 검사 전날에는 저녁 식사로 소화가 잘 되는 유동식을 가볍게 먹은 뒤 최소 8시간 이상 금식해야 합니다. 물이나 음료, 껌, 흡연, 음주 모두 포함되니 피해야 합니다. 특히 수면내시경의 경우, 음식물이 남아 있으면 역류 위험이 있어 12시간이상 금식하는 것이 좋습니다. 대장내시경은 항문을 통해 내시경을 넣어 대장 내부를 직접 관찰하기 때문에 검사 3일 전부터 음식을 조절해야 합니다. 검사 중 용종을 제거하거나 조직검사를 시행할 수 있습니다.

여성의 검진은 두 갈래로 나뉩니다. 먼저 유방암 검사로 40세가 넘었다면 엑스레이 촬영을 기본으로 하고, 반드시 유방 초음파를 보강해 자세히 봐야 합니다. 그리고 자궁암 검사로 이어집니다. '자궁경부암 선별Pap/HPV'은 예방 의학의 정수입니다. 반면 남성에게는 전립선암 관련 초음파가 있는데요. 복부에서 보는 초음파는 개략적이고, 직장경유 초음파가 더 세밀합니다. 여기에 PSA(전립선암 선별 검사)를 더하면 더 분명한 결과를 얻을 수 있습니다.

검진표의 아래쪽에는 다시 대사가 놓입니다. 당뇨, 고혈압, 지질 이상은 서로를 불러들이는 친구들입니다. 당화혈색소가 0.3% 오르면, LDL과 혈압의 숫자도 미세하게 흔들리는 일이 잦습니다. 이 상호작용을 간과 신장 기능과 함께 봐야 합니다. 간은 지방과 알코올, 그리고 약물에 민감하고, 신장은 고혈압과 당뇨의 말 없는 피해자입니다. 소변 알부민(신장에서 소변으로 배출되는 단백질의 일종)의 가느다란 양성 한 줄이 혈압약과 당뇨약을 복용해야 한다는 신호가 될 수 있습니다. 약은 관리 실패의 산물이 아니라 혈관의 보호 장치로 생각해야 합니다.

검진 시 주의할 사항이 있습니다. 연말 성수기는 되도록 피하는 게 좋아요. 10~12월은 해를 넘기지 않고 검진을 받으려는 사람들로 혼잡하기 때문에 대기자도 많고 시간도 많이 걸립니다. 봄과 초여름, 아무리 늦어도 초가을로 일정을 분산하면 의사도 여유가 생기고, 마음도 덜 긴장이 되겠죠?

길고 긴 검진이 끝나면, 우리는 지금까지 정신없이 살아왔던 삶의 중간 결산표를 하나 손에 쥐게 됩니다. 거기에는 지금까지 살아온 삶의 궤적만이 아니라 앞으로의 살아갈 삶의 여정까지 그려져 있습니다. 대장내시경 사진 한 장이 섬유질과 알코올의 간격을 바꾸고, 동맥경화 수치가 걷기와 수면의 우선순위를 바꿀 수 있습니다. 심전도의 ST분절이 평평하다는 사실은 과도한 카페인과 스트레스를 줄이려는 결심에 근거가 됩니다. 유방 촬영의 음영과 자궁경부 세포 검사의 한 줄 평가는 다음 해 달력의 빈칸을 채웁니다. 잊지 말아야 할 것은 4050 건강검진은 조기 발견이 생명이라는 사실입니다. 암은 작을수록, 혈관은 멀쩡할수록 치료는 단순해지고 예후는 좋아집니다. 여러분의 건투를 빕니다.

결과지가 말하는
바디 시그널

학생은 한 학기 성적을 평가하는 성적표를 받고, 회사는 한 해 수입과 지출을 맞춘 결산표를 받습니다. 마찬가지로 검진을 받으면 건강진단기관이 송부한 결과지를 받게 됩니다. 검진을 정기적으로 받는 일만큼이나 결과지를 제대로 보는 방법도 중요하기 때문에 여기서 내용을 잠깐 언급하고 넘어갈까 합니다.

검진 결과지는 한마디로 '몸의 지도'와 같습니다. 대부분의 통계가 그렇듯, 검진 결과도 전체 평균값에 수렴하죠. 이 평균값을 가지고 정부는 보험수가를 정하고 의료 정책도 마련합니다. 개인은 평균값과 비교하여 자신이 어디쯤 있는지 좌표를 얻게 됩니다. 우선 기억해야 할 점은 '정상 범위'가 비록 인구의 95%

라고 해서 그게 '나의 정상'과 반드시 같을 필요가 없다는 점입니다. 같은 값이라도 작년 나와의 차이, 같은 계절과 시간에서의 변화 추이를 보아야 합니다. 채혈 전 수면과 폭음, 격한 운동, 약물 복용은 수치를 왜곡할 수 있습니다. 그러니 가능하면 같은 조건으로 반복 측정하고, 결과지 여백에 그날 컨디션을 한 줄로 메모하는 게 좋습니다.

🌿 공복혈당과 지질 보는 법

공복혈당은 어제 내가 어떻게 살았는지를 보여주고, 당화혈색소는 지난 두세 달 나의 삶을 보여주는 수치입니다. '90 → 98 → 103'처럼 서서히 오르는 곡선은 '지금 당장 수치가 얼마냐?'보다는 '향후 방향이 어디냐?'가 중요한 문제입니다. 이 경우엔 탄수화물의 양보다 식후 혈당량 급등을 막는 일이 먼저입니다. 식사 순서를 '채소 → 단백질 → 탄수화물' 순으로 하고, 식후 최소한 10~15분이라도 걷는 습관을 고정하는 것이 좋습니다. 보통 지질脂質은 'LDL 콜레스테롤(과도하게 축적된 나쁜 기름)'과 '중성지방(식사 후 저장되는 지방)', 그리고 'HDL 콜레스테롤(혈관을 청소하는 좋은 기름)'로 봅니다. 이때 숫자만 보지 말고 나름대로 자신의 목표치를 정해야 합니다. 고위험이면 LDL 70 미만, 그

건강검진 결과지 예시

혈액 검사	**당뇨병**	공복혈당	93	100미만	■ 정상 □ 공복혈당장애 의심 □ 당뇨병 의심
	이상 지질혈증	총콜레스테롤	158	200미만	■ 정상 □ 고콜레스테롤혈증 의심 □ 고중성지방혈증 의심 □ 낮은 HDL 콜레스테롤 의심
		고밀도 콜레스테롤 (HDL)	63	60이상	
		중성지방	46	150미만	
		저밀도 콜레스테롤 (LDL)	93	130미만	
	간장 질환	ALT (GOT)	47	40이하	□ 정상 ■ 간기능 이상 의심
		AST (GPT)	52	35이하	
		감마지티피 (GGT)	14	남 63이하 여 35이하	
	만성 신장질환	혈청 크레아티닌 (Cr)	1.3	0.9 이하	□ 정상 ■ 신장기능 이상 의심
		신사구체 여과율 (eGFR)	75	60mL/ min/1.73m^2 이상	

렇지 않더라도 100 아래를 목표로 합니다.

혈압과 허리둘레 보는 법

혈압은 혈관에 가해지는 압력입니다. 혈압이 높으면 '고혈압'이라고 하는데, 수압이 세서 수도꼭지에 달린 호스가 터지는 것처럼 혈관에 과도한 압력이 가해지면 혈관 역시 터질 수 있겠죠. 심장병, 뇌졸중, 신부전 같은 심각한 질환으로 이어질 수 있습니다. 반대로 압력이 너무 낮으면 '저혈압'이 되면서 어지러움, 피로, 의식 상실 같은 증상이 나타납니다. 혈압은 진료실에서 한 번 재는 것보다는 아침과 저녁마다 가정에서 1~2주간 잰 평균값이 진실에 더 가깝습니다. 마지막으로 허리둘레는 가장 간단히 잴 수 있는 지표입니다. 앞서 언급한 공복혈당, 지질과 함께 혈압과 허리둘레, 이 네 가지가 함께 꿈틀거린다면, 먼저 수면과 스트레스, 식사 시간을 조절해야 합니다.

간과 신장 수치 보는 법

간과 신장은 대표적인 침묵의 장기입니다. AST/ALT 비율(아스파르트산 아미노기전이효소$_{AST}$ 및 알라닌 아미노기전이효소$_{ALT}$의 농도 비율)이 조금씩 오르며 감마지티피_{GGT}(간에서 만들어지는 효소로, 담즙 흐름과 간 기능 이상을 가장 민감하게 반응하는 지표)가 따라 오르면 야근이나 알코올 여부, 체중 변동을 먼저 의심합니다. 일시적으로 1.5~2배 오른다면 폭음과 감기약, 격한 운동 때문일 수도 있으니 4주 정도 생활 교정을 하고 재검사로 확인해 봅니다. 신장은 크레아티닌(근육에서 생성되어 신장을 통해 배출되는 노폐물)보다 eGFR(신사구체여과율, 신장이 일정 시간 동안 혈액 속 노폐물과 수분을 얼마나 효과적으로 제거하는지 나타내는 지표)의 추세가 중요합니다. 연속 하락은 약물과 탈수, 혈압 조절을 다시 보라는 신호입니다. 소변의 알부민/크레아티닌 비율_{ACR}에서 미세한 양성이 뜬다면 아직 증상이 없을 때 혈압과 혈당을 더 보수적으로 잡으라는 권고로 받아들입니다.

🌿 갑상선과 소변 검사 보는 법

갑상선에서 '갑상선자극호르몬_{TSH}' 수치가 살짝 높고 '유리 갑상선호르몬_{Free T4}' 수치 정상이면 아직 증상 전일 수 있습니다. 추위를 더 타는지, 체중과 변비, 머리카락과 피부는 몸의 문장과 함께 추적 간격을 정해야 합니다. 임신 계획, 심혈관 위험, 복용 약에 따라 개입 임계는 달라집니다. 소변 검사에서 단백뇨나 혈뇨, 요당, 그리고 케톤에서 가볍게 양성이 떠도 너무 걱정할 필요는 없습니다. 운동 직후나 생리, 탈수로 인해 흔히 나타날 수 있는 수준이기 때문이죠. 그러나 현미경적인 '지속 혈뇨'는 비뇨의학과로, 반복적인 '단백뇨'는 신장내과로 넘어가 추가 검사를 이어가야 합니다. '요비중$_{SG}$'이 계속 낮게 나온다면 과다 수분이나 신세뇨관 이상을 의심하고, 계속 높게 나온다면 탈수를 의심합니다.

🍃 심전도 보는 법

'심전도'에서 경계 소견이 뜨면 놀라지 말고 이런 질문을 던져 보는 게 좋습니다. 흉통과 어지럼증, 실신이 있지는 않은지, 운동 능력은 어떤지, 가족력은 있는지, 필요하면 심장 초음파로 구조와 기능을 보아야 합니다. 고혈압이 오래되었다면 좌심실 벽의 두께로 수준을 가늠할 수 있습니다. 이는 치료 목표를 낮추는 근거가 됩니다. '동맥경화 검사(ABI와 baPWV, 경동맥 초음파)'는 혈관 나이를 수치와 그림으로 보여줍니다. 작은 죽상판 하나가 LDL 목표 재설정과 걷기와 수면 강화를 당장 시작하게 만듭니다. 영상과 종양표지자는 과잉의 유혹이 있을 수 있습니다. PSA·CEA·CA-125·AFP 등은 신호등이지 판결문이 아닙니다.

상승은 표적 영상과 진료과 상담으로 이어야 합니다.

검진 결과지는 단순한 수치의 나열이 아니라 몸이 보내는 경고 신호이자 보안등급이 매겨졌다가 방금 해제된 기밀 문서입니다. 정상 범위여도 변화 추세를 비교하면 위험을 미리 감지할 수 있습니다. 수치 하나하나를 이해하고, 의사와 상의해 생활을 조정하는 일이 '결과를 활용하는' 진짜 건강 관리랍니다. 검사 결과지 사진을 한 폴더에 모으고, 파일명에 날짜를, 옆에 메모 한 줄을 붙이고 일정에 다음 약속 한 칸을 만듭니다. 이처럼 해제된 기밀 문서는 여러분의 건강에 복무하도록 다시 해석되어야 합니다. 여러분의 건강을 응원합니다.

이렇게 해서 체크 단계는 끝났습니다. 이제 케어 단계로 넘어가야 합니다.

PART 3

다루기 어려운
몸의 신호,
케어하라

B O D Y   S I G N A L

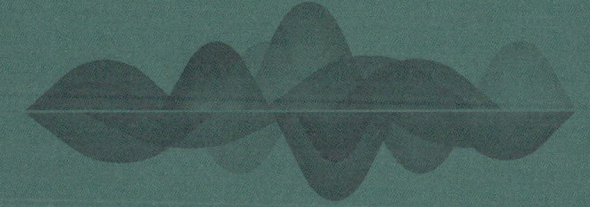

6장

일상을 관리하고
10년을 건강하게

하루를 24시간이라고 한다면, 삶을 바꾸는 최소 단위는 의외로 짧을 수 있습니다. 하루 10분이면 충분하거든요. 되도록 짧은 시간을 투자해서 가능한 최대 효과를 얻는 게 경제성과 효율성이라고 한다면, 제가 환자분들에게 권유하는 '하루 10분 루틴'이 있습니다. 아침에 기지개를 켜고 자리에서 일어나 창가로 걸어가 몇 분 동안 햇볕을 쬐면 생체시계가 앞당겨지고 멜라토닌은 서서히 퇴장합니다. 미지근한 물 한 컵이 밤새 말랐던 뇌와 혈액순환에 신호를 보내고, 4초 들이마시고 6초 내쉬는 호흡 1분이 과열된 교감신경을 식힙니다. 이어 목과 어깨, 엉덩이와 발목을 원을 그리며 돌리는 스트레칭으로 전신을 깨우고, 마지막으로 명상과 메모를 합니다. 이 짧은 의식으로 10년을 건강하게 사실 수 있다면, 따라 하실 의향이 있으신가요?

삶은 내일의 위대한 계획이 아니라 오늘의 작은 루틴에서 조금씩 달라집니다. 저는 매일 아침 스스로에게 이렇게 묻습니다. '오늘 행복한 하루를 맞이할 준비가 되어 있는가?' 건강한 자신, 당당한 자신을 만드는 일은 학위도, 학벌도, 재산도 가져다줄 수 있는 게 아니랍니다. 이번 장에서는 '케어'의 과정을 하나씩 이야기해 볼까 합니다.

새겨야 할 습관,
버려야 할 습관

'로마는 하루아침에 이뤄지지 않았다'라는 말이 있습니다. 장대한 건축물도 작은 벽돌 하나가 또 다른 벽돌 하나 위에 세워진 것이죠. 건강을 지키는 일 역시 거창한 결심으로 시작되는 게 아니랍니다. 날마다 자그마한 습관을 몸에 익히는 것에서 출발합니다. 좋은 습관은 애를 써야 조금씩 몸에 붙고, 나쁜 습관은 가만히 있어도 어느새 우리 일상을 손쉽게 장악해 버립니다. 좋은 습관이 우당탕탕 시끄럽게 만들어지는 거라면, 나쁜 습관은 있는 듯 없는 듯 아무도 모르게 조용히 쌓입니다.

🌿 수면 습관

몸에 새겨야 할 첫 번째 습관은 '수면'입니다. 아침 기상 시각을 고정해 하루를 설계하고, 잠드는 시각은 조금씩 당겨 갑니다. 여기서 팁을 하나 드리자면, '빛 → 온도 → 조도 → 소음'의 순서로 주변 환경을 차단해 나가면 뇌가 그 반복에 적응하여 쉽게 잠들 수 있습니다. 침대가 놓인 침실은 어둡고 서늘하게 유지하고, 수면 전용 공간으로 구분합니다. 침실에서는 잠자는 일 말고 간식이나 게임, 업무나 독서 등 다른 활동을 금합니다. 주말이라고 늘어지게 자거나 밤을 지새우지 않고 기상 시각을 지키면 수면 리듬이 흔들리지 않습니다. 수면의 일관성을 지키면 면역과 대사를 올리고, 감정 조절을 수월하게 할 수 있습니다.

🌿 아침 습관

기상 뒤 이어지는 나만의 '아침 의식'은 하루의 시작을 바꿀 수 있습니다. 기지개를 켜며 전신의 근막들을 깨우고, 미지근한 물 한 잔으로 밤새 끈적끈적해진 혈액을 희석해 줍니다. 천천히 복식호흡으로 몸과 마음을 가다듬고, 마치 태양광 패널이라도 된 것처럼 창가에서 한동안 햇빛을 온몸으로 받아들입니다.

'목 → 어깨 → 골반 → 발목'의 순서로 관절을 가동해 몸을 풀어 줍니다. 그리고 책상에 앉아 오늘 반드시 해야 할 일 한 개, 해내지 못해도 괜찮은 일 한 개, 감사할 내용 한 문장을 노트에 적습니다. 너무 오래 할 필요도 없어요. 이 루틴을 모두 이행하는 데 10분 정도면 족합니다. 이렇게 교감 신경과 부교감 신경을 정렬하고, 순환과 림프 흐름을 돕습니다. 이 부분은 다음 장에서 자세히 다룰까 합니다.

🌿 식사 습관

의식을 마치고 이제 식탁에 앉습니다. 접시 절반을 채소로 채우고, 나머지를 단백질과 복합탄수화물로 구성합니다. 식사할 때는 급히 먹지 말고 시간을 충분히 가지고 천천히 씹어 삼킵니다. 느릿느릿 식사를 하면 포만감과 혈당 곡선이 안정적으로 오르내립니다. 액체 칼로리보다는 고체 칼로리를 고르고, 과일은 자르거나 깎지 말고 통째로 씹어 먹습니다. 저녁 식사는 최소한 잠들기 3시간 전에 마무리해야 수면을 방해하지 않습니다. 수분 섭취는 의지의 문제가 아니라 시야의 문제입니다. 보이는 곳마다 물병을 배치하고, 카페인과 알코올을 부르는 것들은 치워둡니다.

🍃 탄탄한 코어를 만드는 운동 습관

운동은 건강에 중요한 루틴을 제공합니다. 주 150분의 유산소와 주 2회의 근력 운동을 기본으로 하되, 무릎이 불편한 날에는 슬로우조깅과 빠른 걷기를 실천합니다. '강도' 대신 '지속성'이 중요합니다. 식후 10~15분 걷기는 혈당 스파이크(혈당 첨두)를 예방합니다. 도저히 운동할 시간이 없다면, 전화 통화는 서서 하고, 건물 엘리베이터 대신 계단을 이용합니다. 마트나 교회처럼 가까운 거리는 차를 집에 두고 천천히 걸어갑니다. 일상에서 몸의 편안함만을 찾지 말고 의도적으로 코어를 단단하게 할 수 있는 행동을 반복합니다. 운동의 성과는 날마다 잊지 않고 실천한 작은 반복과 한 줄 기록에서 나옵니다. "오늘 20분 걷기 완료" 같은 문장이 만족감을 줄 수 있습니다.

🍃 기록 습관

몸의 변화는 기록할 때 비로소 선명해집니다. 몸무게, 허리둘레, 수면 시간, 그날 기분을 하루 한 줄로 적는 습관을 들여보세요. 상황을 가시화하면 아무래도 본인이 어느 지점까지 와있는지 쉽게 알 수 있습니다. 단순히 숫자만 적지 말고 건강검진 결과와 행동을 연결해 보세요.

- 중성지방 상승 → 식후 걷기
- 혈압 상승 → 저녁 굶기
- 간 수치 변동 → 주중 금주

이처럼 각종 신체 지수가 삶 속에 적용될 때 행동 패턴과 생활 습관을 만들 수 있어요.

🌿 이제 남은 건 실천

언제나 환경이 의지보다 강력합니다. 침대에는 스크린 대신 안대를, 현관에는 운동화를, 책상에는 물병을, 부엌에는 소분한 간식을 둡니다. 좋은 선택은 당장 집어들 수 있도록 눈앞에 두고, 나쁜 유혹거리는 손이 안 닿는 곳에 둡니다. 냉장고 전면에는 주간 목표를 붙이고, 휴대전화는 늦은 시각 자동 제한을 걸어둡니다. 보통 밤에 유혹되기 쉬운데요. 야식을 먹거나 늦은 시각에 영상을 시청하는 일은 멜라토닌을 지우고 위산과 혈당을 뒤흔든다는 걸 기억하는 게 좋습니다. '밤 10시 이후 금지'라는 단순한 규칙을 고수하세요.

주간 목표 예시

수면 습관	아침 습관
잠에 들기 어려움 ↓ 온열 안대 활용	찌뿌듯함 ↓ 간단한 스트레칭 5분
식사 습관	운동 습관
혈압 상승 ↓ 저녁 굶기 or 가벼운 식사	중성지방 상승 ↓ 식후 10분 걷기 추가

이것만 기억하세요. 건강이란 '적게' '자주' 그리고 '오래' 지속하는 기술입니다. 몸에 나쁜 것은 '많이' '단번에' '짧게' 지속됩니다. 음료수에 들어간 액체 설탕(액상과당)은 혈당이 빠르게 올랐다가 빠르게 고갈되는 '나쁜 곡선'을 만듭니다. 달콤함의 문제는 입맛이 나쁜 습관에 쉽게 물든다는 점입니다. 하루 꼬박 굶었다가 밤에 참지 못하고 폭식하는 습관, 한 주 동안 아무것도 안 하다가 하루에 몰아서 운동하는 습관, 며칠 밤을 꼬박 새웠다가 하루 종일 늘어지게 자는 불규칙한 수면 습관, 일도 몰아서 하는 폭주형 습관은 내 몸과 건강을 갈아 넣는 짓입니다.

가장 경계할 습관은 나중으로 미루기입니다. 통증과 이상 신호는 내일로 미뤄두면 경고에서 재난으로 증폭됩니다. 증상이 반복되면 '기록'하고, 신체가 변화하면 '진료'받는 것이 케어의 문법입니다. 한 달에 한 번 네 가지 지표 그래프를 확인하고 매닐 좋은 습관 하나씩만 업그레이드합니다. 해마다 한 번은 '검진 → 기록 → 행동'으로 이어지는 '캐치 → 체크 → 케어' 루프를 점검합니다.

10년을 더 사는
하루 10분 아침 습관

아침 10분은 하루의 시작을 알리는 첫걸음이자 다가올 10년을 설계하는 청사진과도 같습니다. 케어라는 것도 사실 대단한 결단이 필요한 게 아닙니다. 고작 10분을 투자해서 하루의 건강이 달라질 수 있습니다. 가벼운 스트레칭과 깊은 호흡으로 몸을 깨우고, 햇빛을 받으면서 생체 리듬을 조정합니다. 일어나자마자 마시는 따뜻한 물 한 잔은 장 운동을 원활하게 하고 명상은 정신을 맑게 합니다. 이 짧은 습관 하나가 건강 수명을 10년 연장해 준다면 여러분들은 어떻게 하실 건가요? '나를 일깨우는 10분 루틴', 이제부터 시작해 보시죠.

아침 습관은 전날 밤의 선택부터 시작된다고도 볼 수 있습니다. 밤 10시 무렵 켜지기 시작하는 멜라토닌이 제 역할을 하려면, 시각세포로 들어오는 빛부터 줄여야 합니다. 침대 위 스크린을 끄는 일은 수면을 지키는 일이자 면역의 야간 근무를 돕는 일입니다. 밤낮이 뒤바뀌면 멜라토닌은 줄고 몸의 경계심만 높아집니다. '저녁형 인간'이라면 시계를 억지로 돌리지 말고 일주일에 30분씩만 당겨서 '아침형 인간'이 되도록 노력해 보세요. 이번 주는 2시, 다음 주는 1시 30분, 다음 주는 1시, 이렇게 '조금씩' 그러나 '지속적으로' 멈추지 않고 수면 시계를 리셋하면 결국 몸이 적응할 수밖에 없겠죠? 단 의욕이 앞선다고 무리해서 옮기지는 마시고 되도록 서서히 하는 것이 포인트랍니다.

🌿 하루 10분 아침 습관

알람이 울리고 첫 3분 동안에는 먼저 몸을 잠에서 깨웁니다. 누운 채로 양손을 위로 뻗어 크게 기지개를 켜고, '목 → 어깨 → 흉추 → 골반 → 발목' 순서로 천천히 원을 그리듯 돌립니다. 그러면 밤새 접힌 근막의 주름이 펴지고, 관절 윤활액이 돌기 시작합니다. 몸을 스트레칭하면 일어날 시간이라는 신호가 근육을 통해 뇌로 전달됩니다. 그리고 인체와 비슷한 온도의 '미지근한 물'을 한 잔 공복에 마십니다. 정신 차리겠다고 찬물은

하루 10분 아침 습관

3분	5분	2분
• 스트레칭	• 자연광 받기	• 명상
• 미지근한 물 한 잔	• 4-6호흡법	• 세 줄 메모
• 배변		

금물입니다. 물은 말라 있던 점막을 적시고 밤새 끈적해진 혈액에 수분을 공급하며 신체 활동을 각성시키는 역할을 합니다. 위에 닿은 온기가 장을 깨워 위와 대장에 영향을 미쳐 배변 활동도 원활하게 해줍니다. 아침 배변은 노력보다 순서의 문제입니다. 기지개를 켜고 미지근한 물 한 잔, 그리고 화장실, 이 리듬을 반복하면 몸은 금세 기억하여 습관을 형성합니다.

그러고는 창으로 가 빛을 받습니다. 흐린 날이어도 하늘을 바라보는 2~3분이면 충분합니다. 아침의 자연광은 생체시계를 앞으로 당기고, 저녁의 졸음을 예약합니다. 낮의 활력 역시 아침의 호흡에서 싹틉니다. 코로 4초 들이마시고 6초 내쉬는 호흡을 1~2분 동안 이어갑니다. 길게 날숨을 내뱉으면서 미주신경에 손을 얹어 심장을 안정시킵니다. 복잡한 기술이 필요 없습니다. '들숨은 짧게, 날숨은 길게.' 딱 이 한 문장만 기억하면 됩니다.

마지막 2분 동안에는 흐트러진 마음을 명상으로 정렬합니다. 메모 카드나 앱을 열어 딱 세 줄만 적습니다. 오늘 '반드시 해야 할 일', '해내지 못해도 괜찮은 일 하나', 마지막으로 '고마웠던 일 하나'. 이 세 줄은 단순해 보여도 일상에서 불필요한 싸움을 줄이고, 뇌를 활동적으로 만들어 줍니다. 방황하는 생각 wandering thought은 사람을 우울하게 만든다는 연구 결과가 있습니다. 생각에 집중하세요. 호흡과 생각, 주위 환경을 일직선상에 놓아 보세요. 환경은 때로 의지보다 강하기 때문이죠.

🌿 조금씩 매일 하는 자세

루틴은 우리 일상에서 판에 박힌 정해진 규칙적인 행동입니다. 루틴은 '길'을 뜻하는 루트route에서 나온 말입니다. 의미심장하죠? 목적지에 무사히 도착하려면 반드시 지도상 정해진 길을 따라야 합니다. 마찬가지로 건강한 나로 다시 태어나려면 생활습관의 로드맵을 따라야 합니다.

문제는 바쁜 일상에서 루틴이 무너질 수 있다는 점입니다. 그래서 우리는 루틴에 복귀하는 데 규칙을 정해야 합니다. 빠뜨린 날이 생기면 스스로 책망하지 말고, 다음 날 3분 버전으로라도 다시 시작합니다. 하루라도 예외를 두는 순간, 루틴은 무너집니다. 좋은 습관일수록 제로베이스로 돌아가는 게 너무나도 쉬운 법이죠. 여기서 중요한 건 '10분'이라는 시간이 아니라 3분이라도 '매일' 하는 자세랍니다. 오늘 3분을 쌓고, 내일 5분을 쌓고, 모레 7분을 쌓는다면, 다음 날 10분으로 복귀할 수 있습니다.

습관이 늘어지지 않으려면 계절마다 점검 주간을 한 번 둡니다. 봄-여름-가을-겨울을 맞는 첫 주, 나의 루틴을 점검하고 그중에서 하나만 바꿉니다. 스트레칭을 바꿀지, 메모 형식을 바꿀지, 햇빛 시간을 늘릴지 루틴의 순서를 결정할 때는 가장 안 되는 습관을 되도록 앞에, 가장 잘 되는 습관을 뒤에 배치합니다 일례로 스트레칭이 힘들면 스트레칭을 제일 먼저 하는 거죠. 사람은 본능적으로 싫어하는 걸 뒤로 미루는 경향이 있어서 잘하는 건 제일 뒤에 둬도 결국 하게 마련입니다. 이 경향성을 깨지 못하면 아침 10분 루틴은 금세 무너질 것입니다.

뇌의
활성화 스위치를 켜는 법

'뇌에 스위치가 있다면 얼마나 좋을까?'라는 상상을 해보곤 합니다. 실제로 많은 연구자들이 뇌를 활성화하는 트리거가 존재한다고 입을 모읍니다. 저는 뇌의 활성화 스위치가 우리 생각보다 훨씬 가까이 있다고 생각합니다. 그 스위치를 켜는 길을 몸과 마음, 그리고 환경이라는 세 갈래로 정리해 볼 수 있어요. 이장에서는 복잡한 뇌과학 이론이 아닌 일상에서 바로 실행할 수 있는 구체적 장면으로 한번 안내해 보겠습니다. 그렇게 하루의 리듬을 세우면, 우리는 스스로 주의력과 동기, 그리고 집중의 열정을 다시 일으킬 수 있습니다.

🍃 뇌를 깨우는 몸의 움직임

먼저 몸을 통한 방법입니다. 유산소 운동은 뇌를 깨우는 가장 간단한 루틴입니다. 집 앞을 천천히 걷거나, 제자리에서 가볍게 점프하고, 굳은 어깨를 부드럽게 늘려주는 스트레칭만으로도 전신의 혈류가 도는 것을 느낄 수 있을 겁니다. 혈류가 빨라지면 뇌는 더 많은 산소와 포도당을 공급받고, 전두엽은 조명처럼 환해집니다. 이때 중요한 것은 '이완'과 '각성'의 균형입니다. 숨이 차오를 듯 과한 운동이 아니라 말이 끊기지 않을 정도의 리듬을 지키는 것이 좋습니다. 짧은 10분도 충분합니다. 중요한 것은 꾸준히 반복할 수 있는 의지겠죠.

호흡은 운동만큼 강력한 스위치입니다. 깊고 규칙적인 호흡은 교감신경의 페달을 부드럽게 밟아 나른한 뇌를 집중 모드로 전환합니다. 허리를 세우고 코로 넓게 들이마신 뒤, 입으로 천천히 내쉰 호흡을 다섯 번만 반복해도 심장 박동과 생각의 속도가 맞춰집니다. 시험이나 발표 직전, 혹은 책상 앞에 앉는 첫 순간에 이 방법으로 호흡하면 마음의 진동수가 흔들리지 않습니다.

수분 섭취는 과소평가되어 왔지만, 뇌의 성능을 지키는 기본 습관입니다. 탈수는 집중력 저하, 두통, 피로를 빠르게 유발합니다. 물 한 컵은 졸음을 씻어내고, 건조해진 회로에 윤활유를 더

합니다. 저는 책상에 작은 물병을 두고, 페이지를 넘길 때마다 한 모금씩 마시는 방식을 권합니다. '양'보다 '리듬'이 중요합니다. 조금씩 천천히 나누어 마시세요. 또한, 냉온 자극은 뇌를 번쩍 깨우는 번개 같은 방법입니다. 차가운 물로 손을 씻거나 얼굴을 적시면, 피부의 감각 수용기가 강한 각성 신호를 보냅니다. 이는 졸음에 젖은 뇌를 선명하게 깨워주죠. 여기에 빠른 템포의 음악이나 일정한 비트의 노래를 곁들이면, 뇌의 네트워크가 같은 박자에 동기화되어 흐트러진 주의를 한곳에 모읍니다. 운동 전의 워밍업처럼 뇌를 깨워보세요.

물음표와 상상의 힘

다음으로 마음, 곧 심리적 방법입니다. 목표는 작을수록 좋아요. 할 일이라는 거대한 덩어리를 가장 작은 부품으로 분해하면 도파민 보상 회로가 켜집니다. '문제집 3단원 풀기' 대신 '3단원 1번 문제를 읽기'나 '교과서 2쪽에 형광펜 긋기'처럼 아주 작은 출발선으로 낮추면 됩니다. 이 첫걸음을 완수하는 순간, 뇌는 성공 신호를 감지하고 다음 걸음을 원하게 됩니다. 호기심은 뇌의 탐색 시스템을 여는 열쇠입니다. 낯선 정보, 풀리지 않은 질문은 자연스럽게 문제에 관심을 갖게 합니다. 같은 교과 목차라도 '왜?'라는 물음표를 달아 보는 것만으로도 읽는 속도와 기억의 밀도가 달라집니다. 익숙함 속에 질문을 숨겨 놓으면, 뇌는 그 질문을 찾기 위해 더 집중합니다.

상상과 자기암시는 동기와 감정의 교차점입니다. 원하는 성과를 생생한 장면으로 그려보고, 그 장면 속의 표정과 주변의 소리까지 재현해 보면 전두엽과 변연계가 동시에 깨어납니다. '나는 할 수 있다'라는 식상한 주문이 아니라 '나는 이번 20분을 온전히 사용한다'라는 구체적인 암시가 뇌의 에너지를 한곳에 모읍니다. 상상은 자원을 배치하는 설계도의 역할을 합니다.

환경을 바꿔 보세요

이제 환경, 곧 주변 조건의 설계입니다. 커튼을 열어 자연광을 안으로 들이고, 햇볕을 받으면 체내에서 세로토닌이 분비되어 하루의 각성이 시작됩니다. 창가에서 책을 펼치는 것만으로도 족합니다. 소리는 주의의 울타리를 세워 줍니다. 카페 소음, 화이트 노이즈, 혹은 잔잔한 배경음악은 외부 자극의 난수를 줄여 집중 회로를 보호합니다. 단 가사에 주의를 뺏기기 쉬운 음악은 피하는 것이 좋습니다. 인지 에너지의 손실을 막으려면 가사가 없거나 무슨 말인지 알아들을 수 없는 노래여야 해요. 늘 같은 책상이라도 물건의 위치를 정리하고, 필요 없는 물건을 치우는 순간 뇌는 '다시 시작'의 신호를 감지합니다. 때로는 장소를 바꾸는 것 자체가 출발선이 될 수 있어요.

사회적 자극은 생각보다 일상에서 큰 추진력을 가집니다. 가족이나 친구와 짧게라도 대화를 나누면, 뇌는 자신이 연결된 존재임을 확인하면서 활기를 되찾습니다. 더 나아가 '책임 파트너'를 정해 서로의 시작 시간을 공유하고, 완료한 일을 간단히 보고하는 루틴을 만들면 시작의 저항이 눈에 띄게 줄어듭니다. 사회적 약속은 의지의 빈틈을 메우는 가장 확실한 장치입니다. 마음이 맞는 분들이나 가족들과 단톡방을 만들고 서로의 소소한 이야기, 명사들의 금언, 의학 상식 등을 나누는 것도 긍적적인 사회적 자극이 될 수 있으므로 추천드릴 수 있는 방법입니다.

이 모든 스위치는 함께 조합될 때 더 밝고 환하게 켜집니다. 걷기 10분으로 몸을 덥히고, 호흡 다섯 번으로 마음을 고정한 뒤, 물 한 컵과 함께 하루를 엽니다. 창을 열어 빛을 들이고, 소리를 세팅한 다음, 책상 위에 책 한 권을 올려둡니다. 그리고 타이머를 20분에 맞춥니다. 어떤 날은 맑고, 어떤 날은 흐리고 날씨가 매일 다른 것처럼, 우리의 일상도 부침이 있을 수밖에 없어요. 과거에 아등바등하지 마세요. '지나간 건 지나가도록 놔두세요.' 저는 이 말을 너무 좋아합니다. 뇌의 스위치는 멀리 있지 않습니다. 먼저 작은 신호를 보낼 때, 뇌는 가장 성실한 방식으로 응답합니다. 오늘도 그 스위치를 켜고 활기찬 하루를 시작해 볼까요?

공복혈당장애의 천적,
슬로우조깅

아침 공복혈당이 자꾸 경계선 위를 위태롭게 맴돈다면, 약봉투보다 먼저 꺼낼 히든카드가 있습니다. 바로 슬로우조깅입니다. 요즘 저는 슬로우조깅의 전도사를 자처하고 있습니다. 제가 먼저 그 효과를 몸소 경험해 보고 환자분들에게 자신 있게 권하고 있죠. 슬로우조깅은 바쁜 현대인에게 최소의 비용으로 최대의 효과를 얻을 수 있는 건강 관리 프로그램의 게임체인저와 같습니다.

'슬로우조깅slow jogging'은 말 그대로 '천천히' 뛰는 '조깅'입니다. 어느 정도로 천천히 뛰는 거냐고 물으시는 분들이 계신데요. 뛰면서 약간 숨이 차고, 옆 사람하고 대화를 겨우 나눌 수 있는 정도로 헐떡이며, 얼굴과 몸에 땀이 송글송글 맺힐 정도라고 하면 적당할까요? 저는 매일 이 정도로 집 앞 산책로를 뛰고 있습니다. 고강도 훈련처럼 숨을 몰아쉬지 않아도, 낮은 강도로 반복되는 러닝은 혈당 곡선을 완만하게 낮추고 인슐린 감수성을 끌어올리는 데 탁월한 대안이 됩니다. 무엇보다 무릎과 심장에 가해지는 부담이 적고, 나름대로 재미도 있고 힘에 부치지도 않아서 오래 이어갈 수 있습니다.

"혹시 걷는 건 어때요? 전 달리기가 세상에서 제일 싫거든요." '파워워킹 power walking'을 하시는 환자분 중에는 죽어도 달리기는 못하시겠다는 분이 계시는데요. 산책과 조깅은 엄연히 그 운동 구조와 효과가 다릅니다.

우선 산책은 운동이 아닙니다. 의학적으로 운동 강도를 측정할 때 심박수만큼 정직한 지표는 없는데요. 평지를 편안하게 산책할 때 심박수는 최대 심박수의 50~60% 정도에 머물죠. 반면 슬로우조깅은 최대 심박수의 60~75% 수준으로 올라갑니다. 이게 '중등도 유산소 운동'의 시작점입니다. 겉보기엔 파워워킹과 크게 다를 게 없어 보여도 슬로우조깅은 심장을 완전히 다른 모드로 작동하는, 엄연한 운동에 속하는 프로그램입니다. 그만큼 산소를 많이 공급하고, 혈액을 더 빠르게 순환시키며, 에너지 대사 시스템이 본격적으로 가동되죠.

🌿 슬로우조깅 시작하기

러닝에는 강도에 따라 '존 1 Zone 1'부터 '존 5 Zone 5'까지 다섯 단계가 있는데요. 존 5가 초고강도 운동으로 최대 심박수가 거의 90~100%에 이를 정도로 센 운동에 속한다면, 존 1 같은 경우에는 '경보' 수준이라서 크게 부담이 되지 않는 운동에 속합니다. 제 개인적인 판단으로는, 존 1은 산책이나 경보 수준이고, 존 2 러닝부터 슬로우조깅에 속한다고 보여지며, 초보자들은 이 지점부터 시작하는 게 좋을 것 같아요. 최대 심박이 대략 60~70% 수준일 때 지방 산화가 극대화되고, 간과 근육의 글리코겐 소모가 완만해집니다. 이 리듬이 반복되면 공복 혈당이 낮아지고, 식후 혈당의 출렁임도 최소화됩니다.

시작은 단순할수록 좋습니다. 심박계가 없어도 괜찮습니다. 발은 몸통 아래로 내리고, 보폭은 짧게, 케이던스 Cadence(분당 걸음 수)는 자연스럽게, 어깨와 손은 최대한 힘을 뺍니다. 발뒤꿈치부터 쾅 내딛지 말고, 발 중간과 지면이 부드럽게 닿아 미끄러지듯 걸음을 떼는 법을 연습합니다. 되도록 평탄한 길을 고르고, 언덕은 내려갈 때 보폭을 더 줄여 안전을 우선합니다. 현관에 러닝화를 두고 달력에 요일을 표시해 둔 뒤, 집 앞 순환 코스를 정해 미루기 전에 문을 나서게 합니다. 보폭을 줄이고, 발소리를

러닝 심박수 존 5단계

Zone 5 **최대 강도 구간**	• 스프린트, 단시간 전력질주 • 말이 안 나올 정도로 힘든 정도 • 최대 심박수의 90~100%
Zone 4 **무산소 구간**	• 스프린트, 인터벌 트레이닝 • 숨이 찰 만큼 힘이 드는 정도 • 최대 심박수의 80~90%
Zone 3 **유산소-무산소 혼합 구간**	• 빠른 러닝, 템포 러닝 • 말할 때 숨이 차고 본격적으로 땀이 흐르는 정도 • 최대 심박수의 70~80%
Zone 2 **지구력 구간**	• 슬로우조깅 • 송골송골 땀이 맺히고 대화가 가능한 정도 • 최대 심박수의 60~70%
Zone 1 **회복 구간**	• 산책, 가벼운 스트레칭 • 근육에 무리를 주지 않고 가볍게 움직이는 정도 • 최대 심박수의 50~60%

낮추며, 상체를 곧게 세워 대화가 가능한 수준의 호흡을 유지한다면, 관절의 압박을 최소화할 수 있습니다. 종아리의 가자미근, 엉덩이의 중둔근 같은 '잡아주는 근육'이 강화되면 관절은 더 안정되고, 족저근막염이나 아킬레스건염 같은 염증도 줄어듭니다.

의욕을 갖고 슬로우조깅을 하려는 분들이 종종 시간대를 묻는데요. 가능하다면 아침 식사 30분 전후에 하는 게 제일 좋습니다. 이때 달리면 인슐린은 더 적은 양으로도 혈당을 안정적으로 낮출 수 있고, 체내 지방산 가용성이 높아져 같은 시간, 같은 거리라도 연소 효율이 좋아지기 때문이죠. 물론 출근하기에도 바쁜 아침에 시간을 내서 달린다는 게 쉽지 않다는 걸 알고 있습니다. 저 역시 같은 상황이니까요. 아침이 힘들다면 저녁에라도 시간을 내시면 됩니다. 저녁에 달리는 장점도 있습니다. 오늘 하루 동안 겪었던 스트레스를 날릴 수 있거든요.

슬로우조깅, 어떤 점이 좋을까요?

저는 예민한 성격이라 스트레스를 많이 받는 편입니다. 일단 성격 자체가 욕심이 많다 보니 뭐든지 잘해야 된다는 강박관념이 있어요. 초음파를 다루는 일이 굉장히 예민한 작업이다 보니 안 받아도 되는 스트레스를 받는 편입니다. 순간 잘못 판단하면 저를 믿고 진찰을 받으시는 환자분의 생명이 왔다 갔다 할 수 있기 때문에 하루 종일 초긴장, 초집중하는 시간이 이어지죠. 그런데 슬로우조깅을 시작하면서부터는 예전에 비해 스트레스를 덜 받고 훨씬 여유가 생긴 느낌입니다. 매일 저녁 조깅이 주는 유익입니다.

또한, 슬로우조깅은 뇌의 보상 회로 기전이 좋아지는 데 도움을 줍니다. 일정한 보폭과 호흡의 리듬은 전전두엽의 소음을 낮추고, 보상 회로를 부드럽게 자극해 주죠. 세로토닌과 엔도르 핀이 올라가면서 스트레스 호르몬이 가라앉습니다. 스트레스 가 혈당을 올리고 식욕을 흔드는 강력한 트리거임을 떠올린다 면, 마음의 각성이 곧 대사의 안정으로 이어지는 연결고리가 보 입니다. 뇌신경영양인자BDNF의 증가 또한, 학습과 기억, 집중력 을 강화합니다. 최근 보고된 연구를 살펴 보면, 파킨슨병 치매 환자들에게 러닝을 시켰더니 병의 진행 속도가 느려졌다는 결 과가 꽤 나오고 있습니다.

그뿐 아닙니다. 슬로우조깅은 심폐 능력을 향상하면서 지구 력을 키워줍니다. 존 2 러닝은 지구력에 특화되어 있어 존 5처럼 고강도 러닝이 아니기 때문에 쉽게 지치질 않아요. 그래서 오늘 도 할 수 있겠다는 자기효능감도 더불어 키워줍니다. 슬로우조 깅은 심혈관계 질환 예방에 압도적으로 큰 도움이 됩니다. 신기 하게도 저강도의 운동일수록 지방을 바로 태우게 되거든요. 고 강도로 올라갈수록 지방 대신 탄수화물, 즉 글리코겐부터 태웁 니다. 그래서 과도하게 고강도로 뛰시면 지방을 연소할 틈도 없 이 바로 탄수화물 연소로 넘어가게 되지만, 존 2 러닝을 하시면 둘 다 골고루 연소할 수 있습니다.

특히 지방을 더 많이 태우다 보면 비만에서 빨리 벗어날 수 있습니다. 슬로우조깅이 지방 대사를 원활하게 하면서 혈관에

끼어 있는 지방 찌꺼기도 다 빠져나가고, 이로 인해 대사와 관련된 각종 질병 고혈압, 당뇨 고지혈증 다 좋아집니다. 결국 혈관을 리모델링하는 셈이죠. 중성지방을 낮추고 좋은 콜레스테롤을 증가시키며, 말초 모세혈관의 밀도를 촘촘히 합니다. 미토콘드리아가 늘어난 근육은 같은 일을 더 적은 산소로 처리하고, 혈압의 탄성도 회복됩니다. 매일 20~30분의 슬로우조깅이 혈관속의 도로 사정을 완전히 바꾸어 버립니다. 그 효과는 한 달 뒤의 허리둘레, 여섯 달 뒤의 계단 호흡으로 확인됩니다.

주의할 점도 있습니다. 다른 것도 다 그렇겠지만, 가슴 통증, 극심한 호흡 곤란, 어지럼증이 나타나면 즉시 중단하고 의학적 평가를 받아야 합니다. 당뇨약(특히 인슐린, 설포닐우레아)을 복용 중인 분이라면 저혈당 예방을 위해 식사나 운동 타이밍을 주치의와 미리 상의해야 합니다. 발 물집이나 발톱 문제, 신발 맞음새를 점검하고, 한밤중이나 새벽 시간에 조깅을 하는 것은 건강상 문제뿐 아니라 치안 등 여러 이유로 지양합니다.

슬로우조깅은 '새로운 나'를 덧칠하는 프로젝트가 아닙니다. 원래 몸이 하도록 설계된 일을 다시 기억시키는 복원 작업입니다. '빠르게' 보다는 '오래' 할 수 있는 운동, '과시'보다는 '반복' 할 수 있는 운동, '순간 폭발'보다는 '꾸준한 축적'이 가능한 운동이 슬로우조깅입니다. 이 리듬이 공복혈당장애의 기울기를 바꾸고, 대사의 탄력을 되돌립니다. 매일 뛰는 습관은 결국 여러분이 지금 복용하시는 약을 모두 대체할 수 있습니다. 신발 끈을 묶고 어김없이 문을 열고 달려 나가는 오늘의 선택이 계속되기를 바랍니다.

수면의 질이
건강을 완성한다

잠은 건강을 유지하는 데 매우 중요한 부분입니다. 충분한 휴식과 숙면이야말로 건강에 없어선 안 될 절대적인 조건이죠. 수면이 무너지면 건강도 무너집니다. 잠은 단순한 휴식이 아니라, 우리 몸의 면역력을 강화하고, 신진대사에 필요한 호르몬을 조절하며, 뇌에서 나쁜 노폐물을 씻어내는 대청소의 시간입니다. 그래서 우리는 수명의 3분의 1을 잠에 쏟아붓고 있는 건지도 모르겠습니다.

안타깝게도 현대인들은 잠자는 데 너무 인색합니다. 멀리 갈 것도 없이 당장 우리나라를 보면 됩니다. 골목에는 요일을 가리지 않고 먹고 마시는 사람들이 넘쳐나고, 늦은 밤에도 거리 곳

곳마다 영업하는 가게들로 환합니다. 하루 24시간 영업하는 음식점, 밤이 멀다고 쉴 새 없이 드나드는 동네 편의점, 네온사인이 꺼지지 않는 도시의 거리는 대한민국이 밤 문화에 익숙하다는 걸 보여줍니다.

최근 들어 자고 싶어도 잘 수 없는 사람들이 하나둘 많아지는 것 같습니다. 잠 못 이루는 사람들의 하소연을 듣다 보면 우리가 잠자는 법을 잊어버린 게 아닐까 생각합니다. 불면이 흔하다고 해서 그 결과까지 가볍진 않은데 말이죠. 자고 싶은데도 잠이 안 오고, 자도 자주 깨거나 너무 일찍 깨서 다시 잠들지 못하고, 그 여파로 낮에 몽롱하고 졸려서 도저히 일이 손에 잡히지 않는 상태가 최소한 두세 달 이상 이어지면 당장 손을 써야합니다.

🍃 수면 사이클을 망가뜨리는 잠 도둑들

왜 우리는 잠을 잊게 되었을까요? 그 원인부터 찾아야 실종된 잠도 집으로 돌아올 수 있겠죠. 제가 관찰한 바에 따르면, 첫째는 뭐니 뭐니 해도 '카페인 음료'입니다. 커피나 에너지드링크를 달고 사는 사람치고 평균적으로 수면의 질이 좋은 분을 본적이 없습니다. "에이, 저는 커피 마시고도 잘만 자는데요?" 자기 몸을 과신하는 분들은 너무 방심하지 마세요. 매에 장사 없듯이 주야장천 마시는 카페인에도 장사 없답니다. 각성 효과는 나른한 일상에 잠깐의 달콤한 보상을 주겠지만, 바로 이어지는 금단증세는 수면 사이클부터 서서히 망가뜨립니다.

그럼 어떻게 할까요? "저는 커피 없인 못 살아요. 저보고 어쩌라는 거죠?" 커피부터 끊으라는 말에 볼멘소리를 하시는 환자분도 이해가 가지 않는 건 아닙니다. 저도 커피를 좋아하니까요. 안 마시는 게 제일 좋겠지만, 굳이 마실 거라면 아침에, 많아야 하루 두 잔 이내(그런데 사이즈로는 한 잔), 기왕이면 디카페인 무설탕 아메리카노로 마시되 빈속에는 되도록 피하는 게 좋습니다. 카페인은 일단 체내에 들어오면 몸 밖으로 배출될 때까지 5시간 정도 영향을 주기 때문에 커피를 연달아 마시면 수면 습관에 적잖은 타격을 줄 수 있어요.

수면 사이클로 보자면, 낮잠 역시 결코 좋은 습관이 아닙니다. 낮잠 역시 수면 박탈의 원인이 될 수 있기 때문입니다. 낮잠은 밤잠을 억지로 끌어다 쓰는 시간입니다. 10~15분의 짧은 눈붙임이 피로를 걷어내고 오후의 활력을 줄 수는 있겠지만, 피곤하다고 1시간 이상 낮잠을 자버리면 밤잠의 패턴이 흐트러집니다. '조금'이 어렵다면 차라리 책상 앞에 앉아서, 휴대폰으로 알람을 켠 채 잠깐 엎드려 주무시는 게 낫습니다. 졸음이 정신없이 쏟아질 때는 차라리 하던 일을 잠시 멈추고 자리에서 일어나 가볍게 주변을 걷거나 맨손체조를 하는 것도 좋습니다.

🌿 질 좋은 수면을 부르는 선택

밤잠을 지키려면 낮 시간을 현명하게 관리하는 기술이 요구됩니다. 백야白夜가 일상인 북유럽에 살지 않는 이상, 낮은 밝고 밤은 어두운 게 자연의 이치랍니다. 낮에는 의도적으로 빛에 몸이 익숙해지도록 습관을 들여야 하고, 밤이면 몸이 어둠에 적응하도록 생활 패턴을 만들어야 합니다. "저는 바닥에 머리만 대도 바로 잠이 와요"라며 자랑하시는 분들도 눈부신 대낮에는 조금이라도 그늘을 만들겠다고 본능적으로 이리저리 뒤척거립니다. 우리 몸이 참으로 신기한 게 낮에 햇빛을 충분히 받아야 밤에 멜라토닌이 나온다는 점이에요. 낮에는 커튼을 활짝 열고 햇빛을 맘껏 즐기시고, 밤에는 커튼으로 창문을 꽁꽁 막으시길 바랍니다. 암막 커튼으로 빛을 차단하는 게 어찌 보면 단순하지만 가장 강력한 수면 처방전이 되어줄 거예요.

요즘 보면 침실에서 휴대폰이나 태블릿, 컴퓨터를 쓰시는 분들이 부쩍 많아졌습니다. 수면 시간이 가까워지면 전자기기는 모두 끄셔야 해요. 특히 티비와 휴대폰은 수면에 쥐약입니다. 특히 화면에서 나오는 '블루라이트blue light'는 우리 뇌에서 잠을 달아나게 만듭니다. 뇌는 멍청한 구석이 있어서 어둠 속에서 화면을 응시하고 있으면 밤을 낮으로 착각해요. 달걀을 더 많이 생산하기 위해 밤새 닭장에 백열전구를 켜놓는 것과 같습니다. 잠자리에 들기 최소한 1시간 전에는 모든 기기의 전원을 끄고 충전대에 올려두세요. 침실에는 몸뚱이를 제외하고 아무것도 가지고 들어가지 않기로 약속해요.

침대와 베개는 수면의 질을 결정하는 주된 요인입니다. 침대는 내 몸에 맞춰 적절한 크기와 높이, 알맞은 경도를 갖춘 것을 고릅니다. '침대는 과학이다'라는 광고 문구처럼 나에게 꼭 맞는 침대를 찾아 체계적이고 과학적으로 선정해야 합니다. 베개는 너무 높지 않게 하되, 너무 딱딱하거나 너무 푹신한 재질은 피합니다. 베개 높이는 기도의 넓이입니다. 과도하게 높은 베개는 목을 꺾어 공기의 흐름을 방해합니다. 코골이와 무호흡은 뇌에 산소 공급을 막아서 아침을 무거운 납덩이처럼 만들기 쉽습니다. 전체적으로 목의 곡선을 지지하되 호흡이 편안한 높이로 베개를 조정하세요. 마지막으로 침실 온도는 너무 덥거나 너무 춥지 않게 조절해 주세요.

가장 질긴 불면의 적은 마음의 소란입니다. 자야겠다는 강박적인 생각이 도리어 수면을 방해하거든요. '반드시 10시에는 자야지.' '큰일 났네, 지금 자면 고작 4시간뿐이야'라는 생각은 일종의 자기 고문이며 집착입니다. 사실 수면은 애를 쓴다고 할 수 있는 행위가 아닙니다. 자연스럽게 잠을 부르는 행동을 따라야 합니다. 머리를 어지럽히는 잡념부터 지우고 내 호흡에 주의하세요. 호흡은 '4-7-8 원리'를 따라 해 보세요. 숨을 '4초간' 들이마시고, '7초간' 머금다가, '8초간' 천천히 내쉬는 방식은 부교감신경을 깨워 차분한 사고를 가져다줍니다. 이 호흡을 몇 차례 반복하면 어느새 근육의 긴장이 풀리고, 꿈나라로 갈 수 있는 길이 열립니다.

운동은 수면을 부르는 동맹 세력입니다. 그렇다고 너무 격렬한 운동은 피하시고, 잠들기 최소 3시간 전에는 마치는 게 좋습니다. 저녁 산책은 잠들기 1시간 전에도 좋습니다. 누구는 "숨쉬기도 운동인가요?"라며 놀라실 수도 있지만, 앞서 언급했던 '4-7-8 원리'에 따른 호흡법도 엄연히 운동입니다.

스스로 힘만으로 안 될 때는 주변에 도움을 요청하시길 바랍니다. 정신건강의학과 진료를 낙인으로 여기시는 분들도 계신데요. 감기에 걸리면 내과를 찾는 것처럼 정신과도 편안하게 생각하시면 좋겠어요. 잠을 못 이루는 아가에게 엄마가 자장가를 불러주는 것처럼, 불면증 환자에게 의사 선생님이 수면에 유익한 긍정적인 조언을 해줄 수 있습니다.

미국 동화에는 잠의 요정 '샌드맨sandman'이 등장합니다. 아이들이 통 잠을 자려고 하지 않고 칭얼댈 때마다 엄마들은 자장가를 불러주며 이렇게 말합니다. "이제 샌드맨이 와서 네 눈에 모래를 뿌릴 거야. 눈이 차츰 무거워지면 예쁜 꿈나라로 갈 수 있단다." 졸음이 밀려올 때 눈을 비비는 건 우리나라나 미국이나 차이가 없는가 봅니다. 오늘 밤 여러분도 일상의 루틴을 잘 지켜서 샌드맨이 방문하시길 기원합니다.

만병의 근원,
스트레스 관리부터

　스트레스는 만병의 근원이라는 말이 있습니다. 스트레스를 처음 연구한 분은 미국의 생리학자 월터 브래드퍼드 캐넌이었지만, 스트레스를 본격적으로 의학에 적용한 계기는 1936년 캐나다의 내분비학자 한스 셀리예의 동물 실험 때문이었습니다. 놀랍게도 스트레스라는 개념은 이 세상에 등장한 지 백 년도 되지 않은 겁니다.

　저는 이 스트레스의 위험성을 너무 잘 알고 있어요. 미국에서 대학을 다닐 때, 매주 보는 퀴즈가 외국인 학생인 저에게는 너무나 큰 압박으로 다가왔습니다. 전날에는 커피를 여러 잔 마셔가며 거의 밤을 지새우다시피 했고, 아침에는 극심한 성적 스트레스로 거의 초죽음 상태가 되었죠. 정말 퀴즈 때문에 머리에 새치가 다 돋아날 정도였습니다. 극단적인 스트레스로 머리가 하얗게 세는 증상을 '마리 앙투와네트 증후군Marie Antoinette syndrome'이라고 하는데요. 18세기 프랑스혁명 때 단두대의 이슬로 사라진 앙투아네트 왕비가 처형당하기 며칠 전 극심한 스트레스로 머리가 마녀처럼 백발로 변했다는 이야기에서 유래했습니다. 그만큼 스트레스가 무섭습니다. 다행히 무사히 학위를 마치고 원하는 의대로 진학할 수 있었는데요. 그때를 떠올리면 지금도 고개를 절레절레 가로젓게 됩니다. 과도한 스트레스는 신체 밸런스를 파괴하며 장기들의 활동을 둔화시켜 신체 면역력을 무너뜨립니다. 일시적인 스트레스도 무섭지만, 만성 스트레스는 더 무섭습니다. 소화불량과 불면증, 각종 피부질환, 나아가 암까지 일으킬 수 있죠.

🌿 스트레칭과 명상의 힘

'스트레스'를 '스트레칭'으로 날려봅시다. 사실 스트레스와 스트레칭은 어근이 같은 단어입니다. 둘 다 악기의 '현絃을 당긴다'라는 뜻의 단어에서 나왔는데요. '마음의 당김'을 '신체의 당김'으로 해결하는 셈이죠. 스트레스를 해소하는 가장 효과적인 방

하루 시간대별 신체 활동

	종류	효과
아침	간단한 체조와 걷기	밤새 자면서 굳어있던 근육을 풀어주고 관절의 유연성을 높임, 도파민 분비로 집중력 및 생기 부여
점심	간편한 근력 운동(의자를 활용한 스쿼트나 런지), 식후 빠르게 걷기 혹은 계단 오르기	체온상승, 혈액 순환 및 소화 기관 활성화
저녁	유산소 및 근력 운동	신진대사, 혈액순환 활발, 숙면 유도

법 중 하나는 스트레칭입니다. 거창하게 필라테스 스튜디오에서 3개월 치 PT를 끊으실 것까지는 없습니다. 일상에서 바로 적용해 볼 수 있는 가벼운 스트레칭으로 출발해 보는 것이죠.

규칙적인 신체 활동은 단순히 체력을 기르는 것을 넘어 정신 건강에도 지대한 영향을 미칩니다. 달리기, 걷기, 요가, 수영 등 어떤 운동이든 우리 몸속의 스트레스 호르몬인 코르티솔을 감소시키고 행복 호르몬인 엔도르핀을 분비하게 하니까요. 달리고 나면 몸도 가뿐하고 기분도 좋아지는 건 바로 이 때문입니다. 운동 중에는 지지리 궁상 같은 걱정에서 벗어나 바로 '지금 이 순간'에 집중하게 되므로 마음의 평화와 안정감도 함께 얻을 수 있지요. 다만 적은 비용으로 최대 효과를 얻으려면 특정 종목을 배우거나 해당 장비를 구비하는 데 돈을 낭비하는 것보다 전문적인 도구 없이도 맨손으로 바로 할 수 있는 스트레칭이 제일 좋습니다.

혹은 마음을 비우고 현재에 집중하는 명상 역시 스트레스 관리의 또 다른 대안이 될 수 있습니다 명상이 거창하거나 어려운 것만은 아니에요. 특정 종교나 프로그램에 참여해야 할 수 있는 것도 아니랍니다. 매일 5분이라도 조용한 곳에 앉아 천천히 호흡하고 내면을 들여다보고 떠오르는 생각들을 관찰하는 것만으로도 충분하죠. 앞서 언급했던 '10분 아침 루틴'을 따라 명상을 반복하는 것도 좋습니다. 깊고 느린 호흡은 신체의 긴장을 풀어주고 신경계를 안정시킵니다. 이러한 간단한 실천이 반복되면 우리는 일상에서 마주하는 크고 작은 스트레스에 더 차분하게 대응할 수 있게 됩니다. 오늘부터 간단한 스트레칭이나 명상부터 시작해 보시는 건 어떨까요?

🍃 취미와 대인관계의 소중함

사람은 '일'보다는 '놀이'에, '진지함'보다는 '즐거움'에 먼저 반응하도록 설계된 존재라는 말이 있습니다. 자신이 개인적으로 좋아하는 것에 몰두하는 시간은 스트레스를 날려버릴 최고의 해독제입니다. 음악 감상, 독서, 그림 그리기, 요리, 정원 가꾸기 등 무엇이든 자신이 평소 즐기는 활동에 매진하는 가운데 스트레스를 주던 문제들로부터 일시적으로나마 벗어나게 해줍니다. 평소 게임을 좋아한다면 피씨방에서 친구들과 어울려 팀 대전을 벌이고, 여행을 좋아한다면 근심과 걱정을 잊고 마음에 맞는 친구와 함께 날 잡아 훌쩍 떠날 수 있겠죠. 다만 음주나 도박처럼 몸과 재산을 축내가면서 사람들과 어울리는 습관은 당연히 지양해야 합니다.

친구와 만나 수다를 떠는 것만으로 스트레스가 사라진 적 있으시죠? 혼자 고민하고 짊어지는 것보다 누군가와 마음을 나누는 것이 스트레스를 완화하는 데 더 효과적이라는 사실은 많은 연구가 증명하고 있습니다. 가족이나 친구들과 대화하고, 자신의 감정을 표현하고, 타인의 지지를 받는 것만으로도 우리는 한결 마음이 가벼워짐을 느낍니다. 때로는 말하지 않고 단순히 누군가의 곁에 있어 주는 것만으로도 충분한 위로가 될 수 있어요. 오늘 그간 연락이 뜸했던 친구에게 오랜만에 전화 한 통 거는 건 어떨까요?

🌿 스트레스를 즐기는 자세

한 가지 흥미로운 건 스트레스가 몸에 나쁜 영향만 주는 건 아니라는 사실이에요. 한스 셀리예는 인생에서 '나쁜 스트레스' 만 있는 게 아니라 '좋은 스트레스'도 있다고 말했는데요. 이때 나쁜 스트레스를 '디스트레스distress'로, 좋은 스트레스를 '유스 트레스eustress'로 불렀습니다. 그는 유스트레스가 사랑하는 사람 과 나눈 첫 키스의 추억이나 성적 경험의 흥분과 떨림, 중요한 축구 경기나 콘서트를 앞둔 초조함과 기대감, 해외여행을 앞두 고 일정을 짤 때 느끼는 흥분감처럼 짜여진 일상에 새로운 활력 을 줄 수 있다고 주장했습니다. 이처럼 약간의 긴장은 도리어 생 활에 긍정적인 역할을 한다고 볼 수 있습니다. 스트레스를 피하 려고만 하지 말고 거기서 오는 긴장감을 즐기시는 것도 좋은 자 세입니다.

결론적으로 스트레스 관리는 일상의 작은 것들에서 시작됩 니다. 충분한 수면과 균형 잡힌 식단, 카페인 섭취 조절 등은 우 리 몸과 마음의 회복력을 높일 수 있어요. 또한, 시간 관리를 잘 하면 불필요한 조급함과 불안감을 미리 예방할 수 있습니다. 우 리가 조절할 수 없는 것에 집중하기보다는 통제할 수 있는 영역에서 작은 변화를 만들어가는 것이 중요합니다. 스트레스가 없는 사람은 없습니다. 스트레스는 없애는 게 아니라 관리하는 것입니다. 운동과 명상, 취미 활동, 대인관계, 그리고 건강한 생활 습관 중 자신에게 맞는 방법을 찾아 꾸준히 실천할 때, 우리는 스트레스와 건강하게 공존할 수 있습니다.

7장

식습관을 바꾸면
몸이 바뀐다

내일의 몸은 오늘의 식탁에서 태어나고, 어제의 음식이 오늘의 나를 결정합니다. '식습관을 바꾸면 몸이 바뀐다'라는 말은 더 이상 구호가 아니라 케어의 기술이 되어야 합니다. 건강을 위해 '무엇을 먹을까?'보다는 '무엇을 안 먹을까?'가 중요하고, '어떻게 먹을까?'가 더 중요합니다.

저는 하루를 저만의 루틴으로 시작합니다. 미지근한 물 한 잔으로 밤사이 긴 침묵을 깨우고 두유를 부은 귀리 시리얼과 데친 브로컬리 약간을 식탁 위에 올립니다. 단백질과 식이섬유가 골고루 섞인 작고 담백한 음식 한 그릇이 상다리가 휘어질 정도로 산해진미가 가득한 정찬보다 더 가치가 있습니다.

식사를 할 때도 국물은 절반가량 남기고, 밥은 반 공기로 족합니다. 소스는 적게 먹고, 튀김은 절제하고, 모든 음식의 간은 약하게 맞춥니다. 달콤한 빵과 음료는 금물입니다. 술과 설탕, 초가공, 가공육, 트랜스지방류 같은 조합은 최악의 식습관을 만듭니다. 여기서 중요한 건 완벽한 금지 목록이 아니라 '빈도'와 '양'을 줄이는 지혜입니다.

명심하세요. 몸에 좋다는 음식을 찾아다니는 것보다 나쁜 음식을 식단에서 제외하는 습관이 언제나 더 유익합니다. 배달 음식에 들어간 '당-지방-소금'의 3종 세트, 잦은 술 약속과 밤늦은 야식은 대번 우리 몸을 염증의 소굴로 만듭니다. '천천히' 먹고 '적게' 먹고 '단순하게' 먹는 지혜가 필요합니다. 이번 장에서는 식습관이 우리 삶에서 얼마나 중요한지, 건강을 지키는 음식에는 어떤 것이 있는지, 어떤 음식은 반드시 피해야 하는지 하나씩 살펴볼까 합니다.

내가 먹는 것이
나를 만든다

    독일 속담에 '먹는 것이 곧 그 사람이다Der Mensch ist, was er ißt'
라는 말이 있다고 합니다. 아무리 생각해도 전혀 과장이 아닙
니다. 우리 몸은 하루에도 수십억 개의 세포가 죽고 다시 새로
운 세포로 태어납니다. 정말 생물학적으로 말해서, 우리가 하루
24시간을 산다는 건 수십억 개의 내가 죽고 그만큼의 내가 다
시 사는 과정이죠. 이처럼 24시간 쉼 없이 돌아가는 화학공장이
라 불러도 될 만큼 우리 몸에서는 왕성한 세포 분열과 생성, 소
멸이 끊임없이 일어납니다. 문제는 그 공장을 가동하는 데 동력
이 필요하다는 겁니다. 체내에서 쓰이는 재료와 에너지는 모두
몸 밖에서 투입되어야만 하는데, 그 에너지가 바로 음식이죠. 결

국 내가 오늘 무엇을 먹느냐가 곧 내가 어떤 몸을 만들었느냐를 결정하는 셈입니다.

흔히 '가비지 인 가비지 아웃Garbage In Garbage Out'이란 말이 있습니다. 줄여서 그냥 '기고GIGO'라고 하는데요. 한 마디로 쓰레기를 넣으면 쓰레기가 나온다는 뜻입니다. 만고불변의 진리입니다. 투입된 재료가 한없이 불량하고 입력값이 엉망인데도 출력값은 제대로 나올 거라는 기대를 한다면 그건 말도 안 됩니다. 몸 안에 쓰레기 같은 연료를 넣으면 엔진은 불완전 연소로 찌꺼기만 쌓일 테고, 보약 같은 재료를 넣으면 시스템은 정교하게 굴러갈 겁니다. 우리가 매일 마주하는 식단을 단순히 칼로리라는 숫자 조합으로만 볼 게 아니라 염증과 호르몬, 면역력과 장내미생물까지 진두지휘하는 설계도면으로 봐야 합니다.

🍃 음식은 처방전이랍니다

드실 만한 음식을 드시길 바랍니다. 가공식품이나 정제당, 포화지방 위주의 식단은 혈당을 요동치게 하고, 만성 염증의 불씨를 키웁니다. 이런 불씨는 비만과 지방간, 고혈압과 당뇨 같은 대사질환을 재촉하고, 암의 위험도 올립니다. 반대로 다양한 채소와 통곡물, 콩류와 견과, 질 좋은 단백질, 충분한 물은 염증을

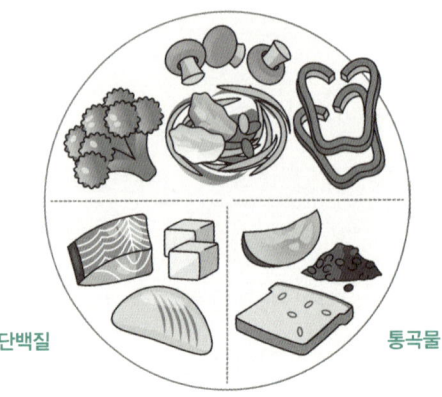

채소와 해조류

단백질

통곡물

○ 바람직한 한 끼 식사 구성

낮추고 인슐린 감수성을 개선하며 면역의 균형을 지켜줍니다. 결국 '무엇'을, '얼마나 자주', '어떤 방식으로' 먹느냐가 10년 뒤 내 몸을 결정한답니다. 앉은 자리에서 혼자 곱창 1킬로그램을 구워 먹으면서 복부비만이 없기를 바라는 건 '기고'의 원칙에서 한참 벗어난 기대감 아닐까요?

음식을 담는 접시는 본인에게 보내는 가장 쉬운 처방전입니다. 절반은 채소와 해조로 채우고, 4분의 1은 단백질(생선과 두부, 달걀, 닭가슴살 등)로, 나머지 4분의 1은 통곡물(현미나 귀리, 통밀)로 구성한다면 만점입니다. 이 비율은 적은 식사량으로도 포만감을 높여 과식을 줄이고, 가파른 혈당 스파이크를 막습니다. 단백질은 끼니마다 '손바닥 한 장', 기름은 '한 엄지', 견과는 '한 주먹'을 기준으로 삼습니다. 하루 식이섬유는 25~30그램을 목표로 하고, 액체 칼로리는 습관이 아닌 예외로 둡니다.

재료만큼 중요한 조리법

조리법도 건강을 만드는 데 빠질 수 없는 주춧돌입니다. 펄펄 끓는 기름에 재료를 통째로 풍덩 넣고 튀겨내는 건 건강 조리법과는 거리가 먼 방식입니다. 높은 온도에서 튀길 때 '아크릴아마이드'라는 발암 추정 물질이 나오고, 사용된 기름이 산패되어 염증을 유발할 수 있기 때문입니다. 튀김은 일주일에 한 번 이내로 드시는 걸 권합니다. 숯불은 재료가 직접 닿지 않게 하고, 굽더라도 타지 않게, 굽기 전에 레몬이나 마늘, 허브로 재료를 재우면 유해물질이 그만큼 줄어들 수 있겠죠? 되도록 삶기나찜, 오븐 구이, 볶음과 같은 저유 조리법을 기본으로 하고, 소금은 끝 간을 맞출 때만 사용하여 최대한 사용량을 줄입니다. 발효식품은 장내미생물 다양성에 도움을 주지만, 자칫 염분이 높을 수 있으니 채소와 물을 곁들여 총 염분을 관리합니다. 기름은 올리브나 카놀라, 들기름처럼 불포화지방을 중심으로 하되, 양은 '적게' 씁니다.

🌿 아침은 반드시 먹어야 하는 이유

하루 식사에서 제일 중요한 게 바로 아침 식사랍니다. 아침 식사는 신진대사를 원활하게 하여 기본적으로 하루에 쓸 수 있는 에너지를 조달하는 과정입니다. 아침 끼니를 거르고 점심시간까지 공복 상태가 지속되면 당 수치가 떨어지고 기분이 다운되어 집중이 안 되고 작은 일에도 신경질적으로 바뀝니다. 아침 식사를 한 집단은 22% 정도에서 심혈관 질환 예방 효과가 있고, 남성 같은 경우에는 40%, 여성 같은 경우에는 한 22%까지 사망률을 감소시켰다는 보고도 있습니다. 놀랍지 않나요? 이 정도면 아침 한 끼 대수롭지 않게 거를 수 있는 수준이 아니겠죠?

호화로운 칠첩반상이 아니라 나에게 맞는 간단한 조합이면 충분합니다. 저는 전날 밤 잘라 둔 양배추 한 줌과 오이 몇 조각, 데친 브로콜리 한 송이, 무가당 두유 한 팩 정도로 아침 식사를 합니다. 물론 늘 같은 걸 먹을 순 없으니 요리조리 메뉴를 바꿔가면서 보충하는데요. 특별히 양배추 같은 경우에는 비타민K가 풍부하고 설포라판 같은 성분이 들어있어 혈액을 깨끗이 해주는 데 효과가 있습니다. 아침 식사로 시리얼을 고른다면, 뒷면의 당 함량을 먼저 보고 귀리가 들어간 제품을 고릅니다. 귀리는 「뉴욕 타임스」 선정 '세계 10대 건강 푸드'에도 들어가니까요.

참고로 제품 뒤에 붙은 라벨 읽기는 건강문해력의 기본이라고 할 수 있습니다. 브랜드에 속지 말고 광고에 현혹되지 마세요. 선전 문구의 화려한 약속보다 뒷면의 깨알 같은 '성분표'부터 봅니다. 포장지에 큰 글씨로 된 정보보다 작은 글씨로 된 정보를 먼저 봐야 합니다. 설탕, 시럽, 말토덱스트린으로 이름만 바뀐 당이 몇 번째에 있는지, 나트륨과 포화지방은 또 얼마나 되는지 꼼꼼히 확인합니다. '0그램 트랜스지방' 표기는 1회 제공량 기준일 수 있어 실제 섭취량은 다를 수 있습니다. 재료가 짧고 익숙한 제품을 고르고, '추가당 0그램'을 습관처럼 고르면 실수를 줄일 수 있어요.

🌿 장을 쉬게 하는 식사 습관

지인 중에 밥을 1시간 동안 먹는 친구가 있습니다. 저는 식탁에서 그 친구를 늘 응원합니다. "더 천천히 먹어. 주변에서 눈치 주면 보란 듯이 더 천천히 먹어, 알았지?" 무엇을 먹는지만큼이나 먹는 '리듬'과 '속도'도 중요하기 때문입니다.

규칙적인 식사 시간으로 우리 몸의 생체시계(바이오리듬)를 맞춥니다. 천천히 씹고(한 입에 15~20회), 젓가락을 내려놓고, 다시 음식을 씹는 과정이 리드미컬하게 이어지는 게 좋습니다. 천천히 음식을 섭취하면 포만감이 올라오는 시간을 느끼게 됩니다. 급히 먹는 사람은 스스로 위장이 얼마나 채워졌는지 느끼는데 둔감한 편입니다. '아, 배부르다'라고 느끼는 순간은 이미 과식한 상태인 경우가 대부분이죠. 장은 면역을 관장하는 본부이자 컨트롤타워입니다. 채소와 과일, 콩, 통곡물의 섬유는 장내미생물의 먹이가 되어 짧은사슬지방산을 만들고, 이 물질은 장벽을 촘촘히 하고 염증 반응을 낮춥니다. 변비가 줄고, 피부가 맑아지며, 기분도 안정되죠. 설탕과 초가공식품이 많은 식사는 이와 반대의 결과를 냅니다.

암을 찾는 전문의들의 조언은 대부분 같습니다. 붉은 고기(적색육)와 가공육(소시지)은 섭취량과 빈도를 현격히 줄이고, 술은 절주하라고 말하죠. 장을 쉬게 하는 식습관을 갖기 위해선 환경을 세팅하는 게 중요합니다. 부엌 눈높이에 과일과 채소, 물병을, 손 닿기 쉬운 서랍에는 견과와 통밀크래커를 두고, 과자와 탄산음료는 시야에서 아예 치워버리는 거죠. 또한, 장보기 목록을 미리 적고, 배고플 때 장 보지 않으며, 일주일 한 번 채소 손질과 단백질 미리 굽기 같은 '배치 조리'로 배달 음식을 시켜 먹어야 할 만큼 바쁜 날들을 미리 대비하는 방법도 있습니다.

영양소는 삶의 단계에 따라 미세하게 조정할 필요가 있습니다. 성장기와 임신기, 수유기에는 질 좋은 단백질과 철분, 칼슘, 엽산을, 중년 이후에는 근 감소 예방을 위해 끼니마다 단백질을 고르게 배분합니다. 50대 이후에는 칼슘과 비타민 D, 오메가-3의 기반을 챙기고, 소화가 예민하다면 기름과 향신료를 줄여 장을 오래 쉬게 합니다.

저는 환자분들에게 "오늘 여러분이 먹은 음식이 곧 내일 여러분의 면역 보고서입니다"라고 입버릇처럼 말합니다. 결국 내가 먹는 것이 나를 만듭니다. 오늘 내 입으로 들어오는 음식은 매일 쓰는 처방전이고, 음식을 장만하는 주방은 가장 가까운 진료실이며, 장은 건강 신호를 송수신하는 관제탑입니다. '나는 이렇게 생긴 대로 먹다가 갈란다'라는 생각을 '오늘부터 나는 한 가지는 바꿔 먹겠다'라는 마인드로 바꿔보세요. 그렇게 쌓인 한 끼 한 끼가 10년 뒤의 나를 설계합니다.

밥상 위 건강 도둑
vs 건강 지킴이

20년간 의사로 많은 환자분을 만나면서 제가 깨달은 가장 명확한 진실 중 하나는 이것입니다. '건강이란 병원에서 결정되는 게 아니라 식탁에서 결정된다.' 한번은 20년을 당뇨로 투병 중이던 50대 여성 환자 명혜 씨(가명)가 내원하셨습니다. "여러 약물을 복용했지만, 도무지 혈당이 내려가질 않아요." 핑계가 아니었습니다. 그간 혈당강하제나 주사제를 종류별로 돌려가며 시도했으나 별다른 차도가 없었고, 이제 최후의 수단으로 GLP-1 유사체를 시도하려고 내원하셨던 거였죠. 정말 명혜 씨는 벼랑 끝에서 죽음의 그림자와 사투를 벌이고 있었습니다.

저는 명혜 씨에게 단호하게 식습관 개선을 요구했습니다.

"지금 식습관이 너무 안 좋으세요. 반드시 바꾸셔야 돼요." 명혜 씨는 결혼 이후 여러 문제들로 받은 스트레스를 오로지 폭식으로 해결해 왔고, 특히나 감자탕에 삼겹살 없이는 못 산다고 말할 정도로 짜고 자극적인 식습관을 가지고 있었습니다. 저는 그간의 나쁜 식습관을 이대로 밀고 간다면 정말 죽을 수 있다고 한껏 겁을 줬습니다.

3개월 후, 반전이 일어났어요. 완강하게 고집을 부리던 명혜 씨는 드라마틱하게 바뀐 모습으로 진료실에 나타나서 저를 한 번 더 놀라게 했습니다. 보고 있는 제 눈이 믿기지 않게도 혈당이 정상 수치 근처까지 내려가 있었습니다. 명혜 씨는 거대한 성취감에 도취된 사람처럼 상기된 얼굴로 저에게 말했습니다. "원장 선생님, 죽기 살기로 삼겹살에 소주를 끊으니 3개월 만에 바지가 헐거워지네요. 별의별 다이어트란 다이어트는 다 해봤는데, 결국 문제는 음식이었네요. 너무 감사합니다." 명혜 씨는 그렇게 죽음의 문턱에서 돌아와 거의 30킬로그램을 빼고 지금까지 그 몸매를 유지하고 계십니다.

🌿 문제는 음식입니다

　일반인의 통념과 달리, 저는 건강에 미치는 영향은 경제적인 문제보다 음식과 생활이 훨씬 막대하다고 생각합니다. 건강 문제는 곧바로 음식과 생활 문제로 치환할 수 있다고 믿습니다. 명혜 씨처럼 음식을 바꾸면 체질이 바뀌고, 체질이 바뀌면 수명이 바뀝니다.

　일찍이 히포크라테스는 음식으로 치료할 수 있는 질병을 약으로 치료하지 말라는 말을 남겼습니다. 2400년 전 의학의 아버지가 내린 이 결론이 오늘도 여전히 유효한 이유는 간단합니다. 음식은 생각보다 우리 몸에 강력한 영향을 미칩니다. 우리가 먹는 음식은 우리 몸에서 세포를 만들고, 호르몬을 조절하고, 염증을 일으키거나 누그러뜨립니다. 문제는 현대 사회에서 우리는 더 이상 '진짜 음식real food'과 '가짜 음식fake food'을 구분하기 어려워졌다는 점입니다. 진료실에 오신 환자분들의 혈액 검사와 영상 진단, 건강 기록을 분석하면서 얻은 결론은 이렇게 정리할 수 있습니다. 우리 몸을 서서히 해치는 가짜 음식, 건강 도둑은 최대한 피해야 한다는 것입니다.

건강 도둑① 정제 탄수화물과 설탕

흰 쌀과 흰 빵, 보기만 해도 먹고 싶어집니다. 그러나 하얀 '설탕'은 우리 몸에 백색 공포를 가져다주는 물질입니다. 설탕이 들어간 음료와 간식이 우리 몸에 하는 일은 명확합니다. '정제 탄수화물'은 체내에서 빠르게 소화되고 흡수돼 혈액에 포함된 포도당, 즉 혈당을 급격하게 올립니다. 이를 조절하기 위해 우리 몸은 인슐린을 대량으로 분비하죠. 이것이 일정한 기간 반복되면 어느 순간 임계점에 도달한 세포들이 더 이상 체내 인슐린에 반응하지 않게 됩니다. 호환 마마보다 더 무서운 '인슐린 저항성'입니다. 바로 이것이 '2형 당뇨병'의 시작이죠.

더 교묘한 문제는 이것입니다. 정제 탄수화물은 우리 뇌의 보상 중추를 자극합니다. 마치 약물 중독처럼, 먹고 나면 또 먹고 싶고 다시 먹고 싶어서 우리 뇌는 도저히 끊을 수 없을 정도로 탄수화물을 갈구하게 됩니다. 먹으면 잠깐의 쾌감을 주지만, 금방 배고파집니다. 어느 단계에 도달하면, 더 이상 배가 고프지도 않은데 계속 먹고 있는 자신을 발견하게 됩니다. 그렇게 초고도 비만이 되는 거죠. 제가 병원에서 진료하는 비만 환자분의 90%는 이미 탄수화물 중독 상태로 오십니다. 그들에게 필요한 것은 약이 아니라 설탕 위에서 뒹굴고 있는 악순환에서 하루라도 빨리 벗어나는 것입니다.

 ## 건강 도둑② 초가공식품

　정신을 차리고 보니 어느새 패스트푸드와 통조림, 라면, 소시지, 냉동식품, 과자, 초콜릿 등 소위 '초가공식품ultra-processed food'이 우리 식탁을 빠르게 점령해 버렸습니다. 노바 식품 분류 체계에서 '4그룹'에 속하는 초가공식품의 문제는 칼로리 이상의

노바 식품 분류 체계

그룹	명칭	특징 및 가공 목적	예시
1그룹	비가공 또는 최소가공식품	신선도 유지를 위한 최소한의 작업(냉동, 분해, 건조, 저온살균, 진공 포장 등)만 거친 식품	과일, 야채, 육류, 콩, 계란, 요구르트
2그룹	가공된 요리 원료	1그룹 식품을 분쇄하거나 정제하여 가정에서 조리할 수 있도록 만든 재료, 첨가물은 거의 없거나 단일 성분	설탕, 소금, 식초, 전분, 꿀, 올리브 오일
3그룹	가공식품	1그룹 식품에 2그룹 식재료(소금,기름, 설탕 등)을 첨가해 만든 단순 가공식품	통조림 야채, 치즈, 생선, 빵, 비스킷, 케이크
4그룹	초가공식품	원재료 형태를 거의 알아볼 수 없고, 화학적 첨가물(인공색소, 방부제, 인공 감미료, 유화제 등)이 함유된 고도로 가공 된 식품	탄산음료, 아이스크림, 마가린, 사탕, 쿠키, 햄버거, 피자 등

문제를 안고 있는데요. 이들은 대량의 염분과 설탕, 콜레스테롤, 그리고 각종 화학 첨가물로 가득 차 있습니다. 더 나쁜 문제는 초가공식품이 대장 내 건강한 '미생물총microbiota'을 파괴한다는 점입니다. 장내미생물의 다양성이 떨어질수록 염증 질환과 우울증, 심지어 암발병률까지 높아지죠. 초가공식품에 대한 여러 연구를 종합하면, 초가공식품의 섭취량이 10% 증가할 때마다 심혈관 질환 위험률이 1.9%, 2형 당뇨병 위험률이 평균 15%, 암 발병률이 2%, 난소암 발병률이 19%, 만성 콩팥병 위험률이 7% 가 증가할 위험이 있는 것으로 알려졌습니다.

건강 도둑③ 정제 기름과 트랜스지방

많은 이들이 지방은 모두 나쁜 거라고 생각합니다. 이는 큰 오해입니다. 문제는 지방 자체가 아니라 지방의 종류입니다. '정제 식용유', 특히 카놀라유와 대두유의 고도 가공된 버전들은 오메가-6 지방산이 매우 높습니다. 반면 오메가-3는 거의 없죠. 이런 불균형은 체내에서 만성 염증을 일으킵니다. '트랜스지방'은 영향이 더 명확합니다. 이 지방은 인공적으로 만들어진 물질로 자연에는 존재하지 않던 것입니다. 우리 몸은 이를 인식할 수 없으며 결과적으로 세포 구조를 서서히 파괴합니다. 많은 국가에서 트랜스지방을 금지한 이유가 바로 이것이죠.

제 환자분 중에 극심한 혈관경화증을 달고 있는 40대 남성 환자 규섭 씨(가명)가 있었습니다. 그의 식단을 살펴보니 튀긴 음식과 베이커리 제품이 거의 매일 포함되어 있었죠. 특히 그는 강남의 모 제과점을 하루가 멀다고 방문해서 빵을 종류별로, 한 번에 5만 원 안팎으로 사 가곤 했습니다. "제가 좀 빵을 좋아합니다." 빵을 줄이라는 조언에 멋쩍게 웃는 그의 얼굴을 보고 막막해졌었죠. 우리가 아무 생각 없이 사 먹는 빵 속에는 트랜스지방이 가히 무서울 만큼 한가득 들어 있습니다. 오랜 설득 끝에 규섭 씨는 매일 하던 빵집 투어를 단념했고, 그 결과 지금 매우 건강하게 생활하고 있습니다.

🌿 건강 지킴이① **통곡물과 섬유소**

반대로 올바른 음식은 우리 몸을 치유해 줍니다. 이는 단순한 영양학적 진술이 아니라 생화학적 현실입니다. 정제 탄수화물과 달리, 통곡물은 우리 혈당을 천천히 올려줍니다. 함께 포함된 섬유소가 이 속도를 제어해 주기 때문이죠. 더 중요한 사실은 섬유소가 우리 장내미생물의 주된 먹이라는 점입니다. 건강한 미생물 군집은 우리가 음식에서 영양을 얼마나 효율적으로 흡수하는지 결정합니다. 귀리와 보리, 현미, 통밀가루는 우리 몸의 건강한 생태계를 유지해 주는 주춧돌입니다.

🌿 건강 지킴이② **야채와 과일**

저는 기회가 있을 때마다 환자분들에게 색깔 있는 음식부터 먹어야 한다고 말씀드리곤 합니다. '녹색' 야채에 들어있는 설포라판은 항암 효과가 탁월한 것으로 알려져 있습니다. '주황색' 당근의 베타카로틴은 최고의 항산화제로 꼽히죠. '보라색' 블루베리의 안토시아닌은 뇌 건강을 보호합니다. '붉은색' 토마토의 라이코펜은 전립선 건강을 지킵니다. 식물 기반의 이 화학물질들이 우리 몸의 세포 수준에서 건강을 지켜줍니다. 한 연구에 따르면, 하루에 5~10인분의 다양한 채소와 과일을 먹는 이들은 조기 사망률이 50% 이상 감소했다고 합니다.

🌿 건강 지킴이③ **견과류, 생선, 올리브유**

한때 지중해식 식단이 인기를 끌었던 적이 있었어요. 지금도 기억납니다. 강남의 마트에서 지중해식 식단을 홍보하는 부스를 차려서 식재료를 팔았던 게 몇 년 전의 일입니다. 지중해식 식단이 성공할 수 있었던 비결은 지방이 몸에 나쁘니까 피하는 게 아니라 도리어 '올바른 지방'을 선택하자는 것에서 나왔습니다. 연어와 고등어, 정어리 같은 생선에 함유된 '오메가-3 지방산'은 우리 뇌와 심장 건강을 유지해 줍니다. 의학적으로 증명된 항염증 효과는 덤입니다.

견과류에 들어 있는 '불포화지방'도 마찬가지입니다. 적색육은 되도록 피하는 게 좋고 대신 호두나 너트, 캐슈너트에 들어 있는 불포화지방을 섭취하는 게 바람직합니다. 병아리콩이나 렌틸콩 같은 콩류는 완전한 단백질이면서 동시에 섬유소도 풍부하죠. 엑스트라 버진 올리브유의 '올레오칸탈'은 우리 뇌의 염증을 줄여준다는 연구도 있습니다. 이 지방을 먹는 사람들은 저지방 다이어트를 하는 사람들보다 더 건강하고 더 날씬한 편이랍니다.

🌿 건강 지킴이④ 생명의 빌딩 블록, 단백질

우리 몸의 모든 세포와 호르몬, 항체는 단백질로 만들어지죠. 충분한 고품질 단백질은 단순히 영양 문제가 아니라 우리 몸의 구조적 무결성을 보장해 줍니다. 그중에서 달걀은 가장 완전한 음식입니다. 무정란보다는 유정란으로 달걀을 바꾸고, 달걀 프라이보다는 삶거나 찜이 좋습니다.

완벽한 식단을 주장하려는 게 아닙니다. 인생도 어느 정도 유연해야 살맛이 나겠죠. 가끔 맛있는 디저트도 즐기고, 오랜만에 베이커리에서 커피 한 잔에 고열량 케이크도 맛볼 수 있을 겁니다. 하지만 '가끔'과 '자주'의 차이는 큽니다. 건강한 사람은 80%의 좋은 식단 선택으로 20%의 죄책감 없는 즐거움을 감당한다는 말이 있습니다. 할머니가 차려준 듯한 단순한 밥상으로 돌아가세요. 된장국에 계절 나물을 먹고, 밥은 흰쌀보다는 현미나 보리밥으로 바꾸고, 고기보다는 생선을 더 자주 먹는 식단 말이죠. 그것이 가장 효과적인 처방전이랍니다.

췌장을 망치는
최악의 식습관

암 중에서 생존율이 가장 낮은 암이 췌장암입니다. 발견도 어렵고, 재발과 전이 확률이 높아서 암 중에서 제일 만나고 싶지 않은 무서운 암이죠. 췌장암은 유전적인 요인보다 환경적인 요인이 큰 것으로 알려져 있습니다. 내원하신 환자분 중에 배가 아파서 병원을 찾으신 30대 회사원이 기억납니다. 단순 복통인 줄 알고 며칠 소화제를 복용하다가 심상치 않은 걸 느끼고 결국 진료실을 찾았죠. 결과는 췌장암 3기였습니다. 한 달 뒤 부모님을 모시고 동남아로 가족 여행을 떠나기로 했는데, 예약해둔 항공권과 호텔이 모두 무의미해졌다는 게 참 안타까웠던 기억이 납니다.

이런 분들이 요즘 정말 많아요. 매일매일 복부 초음파를 보러 오시는 분 중에 의외로 젊은 층이 많습니다. 이는 잦은 흡연과 만성 알코올 중독이 영향을 미치지 않았나 싶어요. 혼술에, 혼밥에, 생활도 혼자서 하는 분들이 많다 보니 스스로 식습관을 미처 돌아보지 못하는 경우가 많은 것 같습니다. 특히 가족력이 있는 분들은 더 조심해야 합니다. 만성췌장염은 췌장암으로 발전할 수 있는 고위험 인자입니다. 그리고 무엇보다 당뇨는 췌장암과 관련이 높다는 점, 혈당 관리가 제대로 되지 못하면 인슐린을 분비하는 췌장에 무리가 된다는 점을 명심해야 합니다. 혈당을 수시로 높이는 것 자체가 췌장을 망가뜨리는 최악의 습관입니다.

🌿 단순 복통도 무시하지 마세요

췌장암을 확인하려고 오시는 분들도 꽤 많아요. 복부 초음파를 원하는 첫 번째 원인이 췌장암입니다. 워낙에 발견하기 힘들다는 말에 불안감을 갖고 계신 것 같습니다. 그래서 그런지 제가 운영하는 유튜브 채널에서 최다 조회수를 차지한 것도 췌장암 관련 영상이죠. 췌장암을 조기에 발견하기 어려운 이유는 간단한 검진으로 암의 여부를 파악하기 힘들기 때문입니다. 우선 췌장이 잘 안 보이는 기관입니다. 저를 포함한 한국인의 유전적 특성이기도 한데, 선천적으로 췌장 자체가 조금 작게 태어난다고 합니다.

그런데 이 작은 췌장 기관이 하는 일은 너무나도 많습니다. 지방도 분해해야 하고, 당 수치도 떨어뜨려야 하고, 영양을 분해하는 분해 효소도 만들어야 하고, 심지어 호르몬도 만들어 내야 하는 등 너무나 많은 일을 하다 보니까 평소에 로딩이 많이 걸리는 거죠. 그래서 우리는 평소 췌장을 쉬게 해줘야 합니다. 췌장을 쉬게 할 수 있는 게 바로 건강한 식사 습관, 생활 습관입니다. 뭘 잘못 먹은 것도 없는데 복통이 며칠 이어지거나 소화가 계속 안 된다면, 하루라도 빨리 병원으로 달려오셔야 합니다. 췌장의 위치가 등 가까이 있어서 허리 통증을 느끼시는 분도 있습니다만, 췌장암 진단을 받은 많은 환자분이 소화불량과 식욕 부진, 복통, 체중 감소를 호소했습니다.

흡연과 음주는 췌장암의 주적

애연가들에게는 죄송한 얘기지만, 흡연은 췌장암 발병에 30% 이상 영향을 미친다고 보고되고 있어요. 담배 연기 속에는 니코틴, 벤조피렌, 니트로사민 등의 발암물질이 포함되어 있으며, 이들이 혈액을 통해 췌장 세포에 도달해 DNA를 파괴하고 염증을 유발한다는 거죠. 이로 인해서 췌장 조직에 돌연변이가 생기거나 악성 종양이 생길 가능성이 높아집니다. 또한, 흡연은 췌장의 염증성 반응과 산화 스트레스를 증가시켜 암이 자생하기 좋은 환경을 만듭니다. 담배란 녀석, 정말 고약한 놈이죠? 흡연을 중단하면 췌장암 위험은 점차 낮아지며, 10~15년 이상 금연하면 비흡연자와 유사한 수준으로 회복될 수 있습니다. 본인은 물론이거니와 배우자도 비흡연자를 골라야 하는 이유가 여기에 있죠.

음주 역시 만성 췌장염의 주요 원인 중 하나로 꼽힙니다. 잦은 음주로 인한 만성 췌장염은 췌장 조직에 반복적인 염증을 일으키고 손상을 유발해 언제고 암으로 진행할 수 있는 위험 병변으로 작용합니다. 평소 절주를 생활화하고 매일 마시는 것보다 되도록 '음주 인터벌'을 두어 간이나 췌장이 휴식할 수 있는 여지를 줘야 합니다. 굳이 술을 마셔야 한다면, 독주보다는 가벼운 샴페인이 좋고, 소주보다는 그나마 와인이 낫습니다. 술과 담배는 함께 하지 않아야 합니다. 보통 술자리가 그렇듯, 음주와 흡연을 함께 하면, 췌장암 발병률은 기하급수로 늘어난다는 연구 결과가 있습니다. 흡연만 할 때보다 위험률이 배가 되는 거죠.

🟢 췌장에 나쁜 음식

식습관 중에서 췌장을 깜짝 놀라게 하는 나쁜 음식이 몇 가지 있어요. 첫째, 음료수입니다. 우리가 주변에서 쉽게 접할 수 있는 과일주스나 탄산음료, 이온음료, 에너지드링크에는 '액상 과당'이라는 인공 화합물이 들어갑니다. 액상 과당은 포도당으로 이루어진 옥수수 전분에 과당을 인위적으로 첨가하여 만든 강한 단맛의 액체 시럽인데요. 이는 혈당을 급격히 올리고 당 수치를 조절하는 데 악영향을 끼칩니다. 또한, 액상 과당이 제2형 당뇨병이나 이상지질혈증, 비만, 대사증후군 등 여러 질병의 원인이 되고 있습니다. 음료수 대신 물을 먹는 좋은 습관을 들이세요. 운동 후에 이온음료를 마시는 건 나쁜 습관입니다.

단 걸 좋아한다면, 차라리 음료수 대신 과일을 드시라고 조언하고 싶어요. 다만 여기서 주의하실 점은 열대과일, 흔히 망고나 파인애플, 리치, 바나나는 우리 생각보다 당 수치가 굉장히 높다는 겁니다. 만약 당뇨나 당뇨 전 단계에 있다면, 열대과일류는 되도록 피하시는 게 좋습니다. 열대과일이 아닌 일반 과일이어도 양을 너무 많이 드시면 역시 혈당이 가파르게 올라가므로 제때 적당히 드셔야 해요.

단순한 구조물인 '정제 탄수화물'도 췌장에 나쁜 음식입니다. 특성상 빵이나 국수 등 순수 밀가루 음식 같은 정제 탄수화물은 우리 몸에서 그냥 흡수됩니다. 이런 탄수화물들은 별다른 저항 없이 녹기 때문에 단기간에 체내 혈당 스파이크를 확 올릴 수 있어요. 최근에 베이커리 전문점이 우후죽순 생겨나면서 한창 유행 중인 소금빵도 췌장에는 안 좋습니다. 죽이나 김밥도 사실 정제 탄수화물로 혈당 폭발을 일으킬 수 있으니 너무 안심하고 드시는 걸 추천하지 않습니다. 드시더라도 조금 드셔야 합니다. 이런 음식들은 모두 췌장을 맹공격하는 당이 들어간다고 보시면 됩니다.

기름지고 고칼로리의 음식들도 피하는 것이 좋습니다. 튀김이나 곱창 등 비만을 일으키는 음식은 모두 췌장에 좋지 않다고 보시는 게 속편합니다. "원장님, 그렇게 이것저것 다 빼고 나면 음식 중에 먹을 수 있는 게 뭐가 있나요?" 푸념 섞인 불만이 터져 나올 법합니다. 하지만 단순히 체중만이 늘어나는 게 문제가 아니라 비만으로 인해 몸속 대사와 호르몬 환경이 바뀌고, 염증 상태가 지속되는 건 췌장에 가장 나쁜 환경을 떠넘기는 것과 같아요. 비만 상태에서는 인슐린 저항성이 생기기 쉽고, 이를 보상하려고 췌장이 인슐린을 과다하게 분비하게 되면서 여러 가지 문제를 일으킬 수 있기 때문입니다.

이런 음식들이 너무 먹고 싶을 땐 처음부터 아예 끊으려하기

보단 먹는 횟수를 줄이는 것부터 시작해 보세요. 건강한 췌장을 갖는 것만큼이나 건강한 식습관을 유지하는 게 저와 여러분들의 소망이자 현실이 되기를 바랍니다.

술과 담배,
예외는 없다

영화 「왕과 나」의 주인공이자 전설적인 할리우드 배우였던 율 브리너는 지독한 애연가였다고 합니다. 하루에 담배를 두 갑씩 꼭 피웠다고 하죠. 한동안 연예계 활동을 하지 않고 대중의 기억에서 사라질 때쯤 말년의 브리너는 충격적인 모습으로 대중 앞에 나타났습니다. 목에 연결된 호스를 통해 기괴한 전자음을 내면서 말을 이었습니다. "나는 이제 떠나지만 여러분께 이 말만은 해야겠습니다. 담배를 피우지 마십시오. 당신이 무슨 일을 하든 담배만은 절대 피우지 마세요." 티비 공익광고에서 금연을 호소한 거죠. 1985년, 65세의 일기로 그는 그렇게 세상을 떠나고 말았습니다.

술과 담배는 인간의 역사 속에서 오랫동안 관습과 문화로 포장되어왔습니다. 우리나라는 대표적인 '술 권하는 사회'죠. 자랑할 게 주량밖에 없으신 분들이 많습니다. 소주 두세 병은 거뜬히 마셔야 한다는 그릇된 인식이 사회에 뿌리 깊게 퍼져있습니다. 정말 안타까운 일이에요. 말술에 장사는 없답니다. 의학과 역학이 축적한 증거는 분명하죠. 술과 담배, 두 기호식품은 백해무익하며, 우리 삶을 윤택하게 해줄 수 있는 아무런 효능이 없다는 것입니다.

🌿 술, 얼마나 알고 드세요?

술, 정말 그 속성을 아신다면 한 잔도 마시고 싶지 않으실 거예요. 알코올은 체내에서 알코올탈수소효소$_{ADH}$에 의해 아세트알데히드로 대사되고, 이어 알데히드탈수소효소$_{ALDH}$에 의해 초산으로 전환됩니다. 문제는 이 아세트알데히드가 강한 세포독성과 발암성을 지닌다는 점이죠. 해당 물질은 DNA와 결합하여 자연스러운 세포의 교정 기능에 오류를 유발하고, 반응성 산소종$_{ROS}$을 증가시켜 산화 스트레스 지수를 크게 높입니다. 소량이라도 반복적으로 노출되면 간세포의 미세한 염증과 지방 축적, 섬유화가 누적되며, 장내미생물의 교란과 장 투과성 증가를 통해 전신 염증을 퍼트리죠.

또한, 알코올은 교감신경 활성과 혈압을 조절하는 호르몬 시스템을 자극하여 혈압을 올리고, 심방세동의 발생 위험을 2배가량 높입니다. 이 모든 경로가 '적당한 음주는 이롭다'는 세간의 통념을 반박합니다. 유전적 도구 변수를 활용한 현대 역학 연구들은 안전한 음주량이 사실상 존재하지 않는다고 말합니다. 술은 양의 문제가 아니라 유해성의 문제입니다. 서구 각국에서 앞다투어 티비에서 맥주 광고를 제한하는 법안을 갖추고 있는 이유가 바로 음주 문제가 사회적 비용뿐 아니라 국민 보건에 미치는 악영향을 인지하고 있기 때문이죠.

담배, 맛있나요?

담배는 더 직접적으로 유해합니다. 담배 연기에는 수천 종의 화학물질이 존재하며, 그중 다수가 독성 또는 발암성을 가집니다. 니코틴은 중독성을 통해 사용을 지속시키는 '행동적 증폭기'로 작동하고, 타르에 포함된 다환방향족탄화수소PAH와 니트로사민은 DNA 가닥 절단과 돌연변이를 촉진합니다. 일산화탄소는 헤모글로빈과 결합해 조직에 저산소증을 유발하고, 혈관 내피 기능을 손상하여 죽상경화(혈관벽 내부에 콜레스테롤 등이 쌓이면서 혈관이 좁아지는 전신성 질환)의 발판을 마련합니다. 호흡기에서는 섬모 기능이 억제되어 점액 청소가 저하되고, 만성 염증이 누적되어 폐기종과 기류 제한을 진행합니다. 흡연은 후두암과 폐암과 같은 명시적 암뿐 아니라 허혈성 심장질환, 뇌졸중, 말초 동맥질환의 강력한 위험 요인입니다.

'간접흡연'과 '3차 흡연(실내 표면에 남아 재기화되는 잔류물)'의 위험 또한 무시할 수 없습니다. 사랑하는 사람이 곁에 있다면 간접흡연의 피해자를 양산하는 습관부터 단호하게 끊으세요. 전자담배와 가열 담배 역시 니코틴 의존을 강화하고 혈관 내피 기능을 손상한다는 근거가 축적되고 있어 덜 해롭다는 홍보 문구가 '안전하다'로 오인되지 않도록 경계, 또 경계해야 합니다. 금연 20분이면 맥박과 혈압이 가라앉고, 며칠이면 일산화탄소가 정상을 찾아가며, 몇 주면 기침과 호흡이 가벼워집니다. 초기의 이 작은 보상은 다시 앞으로 나아갈 용기를 채워 줍니다.

공중보건의 눈으로 보면 메시지는 더 또렷해집니다. 한 사람의 선택이 집단의 위험을 바꿉니다. 간접흡연에 노출된 아이의 기침 소리, 임산부와 노인의 심장이 보내는 불안한 신호는 결국 '나의 한 개비'가 타인의 건강을 흔들 수 있습니다. 직장과 학교, 병원과 가정의 무연, 무알코올 환경은 보건 안전과 위생의 기준이 됩니다. 다시 건강문해력으로 돌아와서 이야기하자면, 건강문해력은 지식을 '아는' 능력이 아니라 몸의 신호를 '읽고 실천하는' 능력입니다. 건강문해력이 높은 사람은 사실과 해석에서 멈추지 않고, 이를 곧바로 행동으로 연결합니다.

술과 담배에는 예외가 없습니다. 완전히 단절하는 게 좋습니다. 그 선택을 지속 가능하게 만드는 힘은 원숙한 건강문해력입니다. 의료 사실을 이해하고, 신호를 해석하며, 일상을 설계하는 자세, 그것이 술과 담배를 멀리할 수 있는 자신감과 용기를 배양합니다. 저는 여러분이 스스로의 주치의가 되시길 권합니다. 냉장고와 서랍의 배열을 바꾸고, 일정표에 '무알코올, 무니코틴'을 고정하고, 회식에서 술을 권하는 분위기를 바꾸는 일, 그 작은 실천을 오늘 시작하시길 바랍니다. 그 실천이 서로 포개질수록 몸은 더 맑게 숨 쉬고, 더 오래 달리며, 더 자유롭게 된답니다. 주량이 아니라 건강문해력을 자랑하는 사회, 흡연의 모습보다 단단하고 건강한 신체의 모습이 부러운 사회, 그 사회가 곧 우리와 가족에게 건네는 가장 확실한 선물 아닐까요?

영양제가 말하지 않는
불편한 진실

　많은 분이 건강을 위해 영양제를 드시고 계십니다. 실제로 환자분들을 보면 종류별로 영양제를 식탁에 쫙 펼쳐놓고 드시는 경우도 많아요. 하루에 거의 10알 이상 드시다 보니 물 한 잔으로 부족한 분들도 계십니다. 그런데 저는 솔직히 말해서 여러 영양제를 복용하는 것을 굳이 추천해 드리고 싶지 않습니다. 이유는 자신이 영양제를 통해 건강해진다고 생각하는 플라시보 효과, 즉 스스로 만들어 낸 착시현상이기 때문입니다. 현재 식습관이 바르고 단백질과 채소류 등 신선하고 건강한 반찬으로 골고루 드신다면 굳이 비싼 돈을 들여 여러 영양제를 드실 필요 없습니다.

🍃 이런 영양제는 불필요해요

특별히 도움 되지 않는 영양제들이 몇 가지 있습니다. 웬만하면 추천하지 않는 영양제가 '콜라겐'입니다. 일반적으로 콜라겐을 섭취하면 피부가 탱글탱글 좋아질 거라고 생각하는데, 그저 장을 거쳐 밖으로 배출될 뿐입니다. 콜라겐은 피부, 뼈, 연골, 인대 등 우리 몸 조직의 약 30%를 차지하는 구조 단백질입니다. 나이가 들수록 체내 콜라겐 생성 능력이 감소하여 피부 탄력이 저하되고 관절은 약화되죠. 콜라겐은 분자량이 큰 단백질이므로 그대로 흡수되지 않고 위나 소장에서 소화 효소에 의해 잘게 분해되어야 합니다. 그렇게 작은 조각이나 아미노산 형태로 흡수되는데, 혈류를 타고 온몸에 전달되어 피부 세포나 연골 세포에서 새로운 콜라겐으로 합성됩니다. 그러나 영양제로는 그게 거의 불가능해요.

제약회사는 이윤 추구를 목표로 하는 거대한 사기업입니다. 마케팅이 동원될 수밖에 없죠. 지금도 인터넷에는 '내 피부를 위해 콜라겐을 드세요'라는 광고가 도배되어 있는데요. 광고처럼 콜라겐을 먹는다고 해서 그 물질이 피부로 가서 재합성되지 않아요. 그럼 바르는 콜라겐은 어떨까 물으시는 분들이 계실 텐데요. 바르는 것도 마찬가지입니다. 피부에는 여러 겹의 층이 있어서 진피층까지 도달해야 약물의 효과가 있는데, 주사기나 레이저 등 인위적인 방법으로 투입되지 않는 이상, 화장품을 바르는 자체만으로 흡수되기란 쉽지 않습니다. 단지 피부 장벽을 조금 보호하고 수분을 지킬 수 있게 도와주는 역할을 할 뿐이죠.

그다음으로 추천하고 싶지 않은 영양제가 '밀크씨슬'입니다. 한때 간에 좋은 간 영양제로 인기를 끌었죠. 한 10년 전 강남에서 밀크씨슬이 크게 유행했던 적이 있었어요. 죄송스런 이야기지만, 간에 해줄 수 있는 가장 좋은 일은 간을 그냥 놔두는 것입니다. 아무런 일도 안 하게 방치하는 게 간 건강에 제일 좋은 전략입니다. 왜 그러냐면 간은 하루 종일 쉴 새 없이 일하고 있기 때문이에요. 간은 식후 혈당이 높아지면 포도당을 글리코겐으로 전환해 저장하고, 공복 시에는 저장된 글리코겐을 다시 포도당으로 분해하여 혈당을 유지합니다. 또한, 단백질 분해 시 발생하는 암모니아(독성)를 요소尿素로 전환하여 소변으로 배출하고, 약물이나 알코올을 해독하는 기능도 도맡아 합니다.

그런데 이렇게 바쁜 간에 영양제랍시고 밀크씨슬을 넣어주면 간은 또 이 녀석을 해독하느라 잔업을 해야 합니다. 만성 간염 환자나 간경화 환자분 같은 경우에는 밀크씨슬을 섭취했을 때 오히려 역효과가 날 수 있어요. 각종 간에 좋다는 영양제들은 복용을 결정하기 전에 일단 담당 병원 주치의 선생님과 상의

하는 걸 추천합니다. 선생님께서 치료제로 주신 약이 아니라면 안 드시는 게 좋아요. 정 그렇게 드시고 싶으시다면 음주를 했을 때 간 기능 보호를 위해 조금만 복용하는 정도로 생각하시면 좋을 것 같습니다.

마지막으로 추천하지 않는 영양제는 노화 방지를 위해 많이들 드시는 '비타민 E'입니다. 비타민 E는 강력한 항산화 비타민으로 세포 보호, 노화 방지, 면역력 유지, 심혈관 및 신경 건강에 핵심적인 역할을 하는 것으로 알려져 있어요. 비타민 E 역시 음식으로 섭취하는 것이 가장 안전하고, 보충제는 의사나 전문가의 상담 후에 섭취하는 것이 좋습니다. 실제로 어떤 연구에서 소량으로는 굉장히 좋은 효과를 내는데 농도가 어느 지점을 넘어서면 오히려 독이 된다는 보고도 나왔습니다. 과유불급인 셈이죠. 활성산소를 지우는 데 비타민 E가 탁월한 효과가 있지만, 몸속에 너무 많으면 오히려 세포를 공격하는 녀석으로 돌변해 버립니다. 심지어 비타민 E를 과량으로 드셨을 때, 전립선암 발병률이 높아진다는 보고도 있습니다.

비타민 E뿐만 아니라 너무 많은 양의 영양제를 드시면 혈액 응고 장애로 인해서 출혈이 생길 수도 있고, 그 외에도 설사나 위장 및 간장 장애, 결석이 생길 수도 있어요. 또한, 두통과 각종 말초혈관 장애 같은 증상도 나타날 수 있습니다. 권고 사항보다 많은 양을 장기간 복용하게 되면, 간과 콩팥에 무리를 줄 수 있어요. 건강에 좋자고 드신 영양제가 도리어 건강을 해치는 상황이 생기는 겁니다. 그래서 신장이나 간 수치가 안 좋은 분들은 특히나 영양제를 조심하셔야 합니다. 영양제를 복용하고자 하시는 분들은 정기적인 혈액 검사를 하시는 것이 좋습니다.

이런 영양제는 드세요

몸에 좋은 영양제도 많습니다. 수용성 비타민은 인체 내에서 에너지를 생산하고 대사작용을 돕기 때문에 드시는 걸 추천합니다. 예를 들어서, 비타민 B군은 여덟 가지 서로 다른 수용성 비타민을 총칭하는데요. 각기 다른 역할을 하면서도 함께 작용하여 신진대사와 에너지 생성, 신경계 건강 유지에 필수적인 역할을 수행하죠. 수용성이라 몸에 쌓이지 않고 배출되기 때문에 큰 부담이 없어요. 단 그 때문에 적은 양으로 확연한 효과를 느끼긴 어렵습니다. 함유량이 100%, 200% 정도로는 간에 기별도 안 가죠. 최소한 1,000% 이상 함유된 것을 드셔야 조금은 효과를 느낄 수 있습니다.

수용성 비타민 중에 대표적인 게 비타민 C랍니다. 얼마 전 모 티비 예능 프로에서 비타민 C를 이용한 '메가도스 요법

megadose therapy’이 전파를 타면서 강남 일부 약국에서 비타민 C 품귀 현상이 일어난 적이 있는데요. 일부에서는 과학적 효과를 주장하고, 일부에서는 무의미한 플라시보 효과라고 주장하는 상황입니다만, 저는 몸에 무리가 되지 않는 선에서는 한번 해볼 만하다고 생각합니다. 실제로 한국영양학회에서는 성인의 비타민 C 권장량을 최대 2그램, 즉 2,000밀리그램까지로 설정했는데, 2그램 선에서 메가도스 요법을 시도해 보시는 건 어떨까 해요. 천천히 용량을 늘려보면서 내 몸의 반응을 살피는 거죠. 한꺼번에 과용량을 복용하시면 신장 결석의 위험도 있고, 오히려 부작용으로 설사가 일어날 수 있기 때문입니다. 또한, 비타민 C는 공복에는 웬만하면 안 드시는 게 좋습니다.

지용성 비타민(A, D, E, K)은 지방과 함께 흡수되며, 체내에 저장되기 때문에 부족하면 질병이 생기고, 과잉이면 독성 위험이 있는 필수 영양소입니다. 따라서 균형 있는 식사와 적정 섭취량 준수가 중요하며, 섭취 시 반드시 용량을 확인하는 것이 좋습니다. 보통 일반 종합비타민 영양제는 지용성 비타민이 적은 것을 추천합니다. 왜냐하면 평소 식사에서 적당량 섭취되기 때문입니다. 저는 개인적으로 간헐적 단식을 강하게 하고 있기에 종합비타민을 섭취합니다. 학생 때 영양제 관련 수업을 듣고 교수님이 말씀해 주셨던 것을 토대로 각종 인터넷 사이트에서 영양제의 성분을 찾아보았습니다. 수용성 비타민의 비율은 좀 높고, 지용성은 조금, 그 외에 각종 미량 원소들까지 골고루 들어있는 것을 선택해 복용합니다. 또한, 개인적으로 진단을 내리고 판독하고 이렇게 눈이 생명인 직업이다 보니 눈 영양제인 루테인과 지오잔틴도 따로 챙겨 먹고 있습니다.

결론적으로는 영양제는 영양제일 뿐입니다. 절대로 과하게 의존하지 말아야 해요. 제일 중요한 것은 밥 한 끼랍니다. 밥에 온 천하가 다 들어가 있고, 밥을 입에 넣을 때 온 우주를 내 안으로 들이는 것입니다. 채소가 많이 들어간 식단, 탄수화물, 단백질, 지방이 적절하게 조화를 이룬 균형진 식단을 받아들이는 것이 비싼 영양제 드시는 것보다 더 중요해요. 천연 영양제 사실 돈으로 천연 식탁을 가꾸세요.

또래보다
10년 젊어지는 간헐적 단식

　'간헐적 단식'이 요즘 큰 인기를 끌고 있어요. 전날 저녁부터 오늘 아침까지 음식물을 섭취하지 않는 것이 마치 유행처럼 퍼지고 있죠. 이런 간헐적 단식과 관련해 자주 나오는 개념 중 하나가 바로 '오토파지autophagy'입니다. 이 개념은 세포 건강과 질병 예방, 특히 노화나 암과 같은 질환 예방과도 깊은 관련이 있습니다. 오토파지란 그리스어에서 유래된 말로 '자기 스스로(오토)' '먹는다(파지)'라는 의미가 담겨 있어요. 과학적으로 설명하면, 손상된 세포를 몸이 스스로 분해하고 재활용하는 과정을 말합니다. 세포 자가 청소 시스템이라고 생각하면 이해하기 쉽습니다.

오토파지가 하는 역할은 분해한 물질을 에너지나 새로운 부품(새 세포)으로 재활용하고, 세포 내 이상 단백질 축적을 방지하여 암세포 발생 위험을 줄이며, 세포 기능을 유지하여 노화 속도를 늦추는 작용을 합니다. 또한, 바이러스나 박테리아 감염시, 이물질을 분해하고 제거하여 면역력을 강화합니다. 말만 들어도 멋진 이야기입니다. 간헐적 단식을 하게 되면, 일정 시간 섭취하는 에너지원(음식)이 없기 때문에 우리 몸은 강제적으로 내부 에너지원을 사용하게 되죠. 바로 이 과정에서 오토파지 기능이 활성화됩니다.

음식을 섭취한 지 8시간 이상 지나면 소화 기관에 음식이 남아 있지 않게 됩니다. 일반적으로 공복 상태가 12~15시간 이상 지속되면 우리 몸은 아사餓死를 경고하며 비상벨을 울립니다. 한마디로 우리 몸은 음식이 들어오지 않는 기간을 위기 상황으로 인식하는 셈입니다. 살아남는 방법은 하납니다. 에너지가 부족한 상태에서 미리 저장해둔 에너지를 분해해서 쓰기 시작하는거죠. 심지어 세포는 생존을 위해 내부 쓰레기(손상된 세포 부품)를 스스로 태워서 에너지원으로 쓰려고 합니다. 이게 오토파지의 원리입니다. 일본의 오스미 요시노리大隅 良典 박사는 이러한 오토파지의 작동 원리를 규명해 2016년 노벨 생리의학상을 받았습니다. 이후로 오토파지는 건강과 질병 예방에서 핵심적인

생물학적 메커니즘으로 주목받게 되었습니다.

🍃 간헐적 단식은 이렇게 하세요

현실적으로 간헐적 단식을 하기 위한 시작은 야식부터 금하는 것입니다. 음식을 섭취하면 소화기관이 쉬지 못하고 일을 해야 하기 때문에 스트레스와 과부하가 걸립니다. 위장에서 소화가 다 이루어지지 않는 상태에서 잠자리에 들게 되면 머리는 수면을 취해도 몸은 깨어 있는 상태가 됩니다. 내장 기관에 혈관이 돌면서 노폐물을 정화하지 못해서 체내 활성산소와 염증이 발생하죠. 그래서 암을 예방하고 건강을 지키기 위해서는 잠자는 시간에 소화기관을 싹 비워야 합니다.

간헐적 단식에 일정한 공식이 있지는 않지만, 저는 개인적으로 규칙적인 식습관을 유지하며 가끔 12시간 이상 공복 상태를 유지하는 것을 추천합니다. 저녁을 단식하는 것이 좋은 방법이 될 수 있지만 그것이 힘들다면 8시 이후에는 음식을 섭취하지 않는 게 좋습니다. 그리고 아침을 물만 먹고 점심때까지 참는다면 15시간 가까이 공복을 유지할 수 있습니다. 단 아침을 꼭 섭취하는 것이 좋다는 연구가 많기 때문에 너무 욕심을 내서 점심까지 굶는 건 좋은 자세가 아닐 수 있어요. 아침을 꼭 드셔야 하는 분이라면 저녁을 금식하거나 일찍 먹는 것을 권장합니다. 자신의 상황과 생활 방식에 따라 적절하게 적용해 보고 맞는 것을 선택하는 것이 좋을 것입니다. 또한, 직장으로 평일에 단식이 쉽지 않다면 주말마다 하는 것도 좋은 방법이 될 수 있습니다. 이런 상태를 몇 달간만 유지해도 몸이 확 달라지는 걸 느낄 수 있습니다.

그런데 무조건 굶어야 한다는 강박으로 스트레스를 받는다면, 오히려 몸에 부정적인 영향을 미칠 수 있겠죠? 스트레스로 인해 면역 기능이 오히려 떨어질 수 있기 때문입니다. 처음부터 너무 무리하지 말고 자신의 생활 패턴과 의지에 따라 점진적으로 진행하는 것이 좋습니다. 또한, 단식과 식사 과정에서 균형에 맞지 않는 음식을 먹어서 근손실이 있다면 오히려 독이 될 수도 있습니다. 단식이 끝나고 식사를 하게 될 때는 치킨이나 피자 같은 고칼로리 음식과 탄수화물 중에서도 단당류 위주의 식사는 피해야 합니다. 콩이나 두부, 오메가-3가 풍부한 생선, 잡곡밥 등 인슐린 분비와 혈당 수치에 영향을 크게 주지 않는 음식 섭취를 추천합니다. 간헐적 단식은 음식의 질과 함께 칼로리의 제한도 매우 중요합니다.

🍃 간헐적 단식, 주의할 점

간헐적 단식을 할 때, 주의할 점이 몇 가지 있습니다. 당뇨가 있는 분들은 저혈당 쇼크가 올 수도 있기 때문에 전문의와 상담을 통해 단식 여부를 결정해야 합니다. 성장기의 청소년이나 노인층 또한, 전문가의 소견이 필요할 수 있습니다. 근육이 소실되지 않는 범위에서 균형 있게 식사해야 하며, 암 환자 같은 경우는 극도로 단식할 경우 오히려 면역력이 떨어져 독이 될 수 있습니다. 우리 몸의 근육에서는 만성 염증에 대항할 수 있는 화학 물질들이 생성되며 인슐린도 건강하게 작용할 수 있습니다. 이 근육 세포들이 적절하게 작용할 수 있도록 단식을 실시하더라도 단백질 섭취와 운동은 필수입니다.

간헐적 단식은 과학적으로 효과가 입증된 생활 습관입니다. 별다른 장비 없이도 우리 생활에서 쉽게 실천할 수 있다는 장점도 있죠. 자신에게 적절한 생활과 균형 잡힌 식습관을 통해 실천한다면 혈압, 콜레스테롤, 중성지방 수치, 산화 스트레스를 줄일 수 있고, 세포 보호 기능 강화를 통해 노화 방지, 항암치료와 병행 시 암세포의 스트레스 저항성을 강화할 수 있는 긍정적인 영향이 있답니다.

8장

100세 시대
평생 건강 플랜

100세 시대의 건강은 비밀스러운 기술이 아니라 원칙을 꾸준히 실천하는 힘에서 완성됩니다. 평생 건강 플랜의 첫 문장은 간단합니다. '덜어내고, 반복하고, 기록하는' 것입니다. 하루의 쓸모없는 자극을 덜어내고, 작지만 이로운 행동을 반복하고, 그 흔적을 기록해 다음 선택을 더 쉽게 만듭니다. 진료실에서 자주 목격하는 '우연한 조기 발견'은 행운이 아니라 루틴이 가져온 기적입니다. 증상이 없어도 "그냥 검진 받으러 왔습니다"라고 병원 문을 여는 태도, 매일 조금이라도 몸을 움직이는 생활, 자외선을 막고 물을 마시는 사소한 습관이 10년 뒤의 차이를 만듭니다.

원칙을 지킨 하루는 다음 날의 회복력을 키우고, 그 회복력이 다시 원칙을 지키게 합니다. 재발 위험군은 더 촘촘히, 50대 이후는 더 부드럽게, 모든 연령은 더 꾸준히 관리해야 합니다. 한 장의 결과지를 행동 문장으로 바꾸고, 한 번의 결심을 환경과 순서로 고정한다면, 평생 건강 플랜이 그렇게 어려운 건 아닙니다. 복잡함을 지우고 원칙을 남깁니다. 걷고, 자고, 막고, 마시고, 배우고, 연결하고, 정기적으로 확인하는 일. 이 일곱 줄이 우리를 100세 시대로 선명하고 품위 있게 데려다 줄 것입니다.

복잡하게 생각하지 말고
뻔하게 행동하자

    보통 '건강하자'는 다짐은 흐트러졌던 일상에 기분 좋은 긴장감을 줍니다. 그러나 건강에 신경 쓰겠다고 다짐하는 순간, 자신도 모르게 생각의 미로에 빠지기 쉽습니다. 최고의 운동법이 무엇인지, 가장 효과적인 식단은 어떤 것인지, 어떤 영양제를 먹어야 하는지 끊임없이 검색하고 주변 사람들에게 묻곤 하죠. 그러다 보면 정보의 바다를 무작정 헤엄치다가 결국 이도 저도 못하는 자신을 발견하게 됩니다.

    사실 건강 비결은 그리 거창하지 않습니다. 우리가 이미 알고 있는 것들이 대부분이죠. 내가 모르는 대단한 건강 비결 따윈 없을지 모릅니다. 내가 아직도 주워듣지 못한, 미처 발견하지 못한, 뭔가 새롭고, 기발한 건강 비결 같은 건 애초에 없습니다.

건강의 비결은 단순함

건강은 작은 일에서 출발해야 합니다. 건강해야 한다는 강박관념이 도리어 건강으로 가는 길에 훼방꾼이 될 수 있습니다. 우린 다 알고 있습니다. '삼다三多의 원칙', 그러니까 많이 웃고, 많이 자고, 많이 걷는 게 건강에 좋다는 것, 반대로 '삼소三小의 원칙', 즉 적게 먹고, 적게 마시고, 적게 걱정하는 게 건강에 좋다는 것을요. 중국인들은 일찍이 '삼다삼소'를 '고기는 적게 채소는 많이', '술은 적게 과일은 많이', '소금은 적게 식초는 많이' 먹으라는 조언으로 정의한다고 합니다. 사실 이것만으로 충분할지 모릅니다. 그런데 우리는 왜 이렇게 간단한 것을 어렵고 복잡하게 만들까요?

간단한 기준부터 세우세요. 복잡함은 결국 미루기의 변명거리가 됩니다. '더 좋은 방법을 찾아야 해'라고 고민하며 오늘을 넘기고 말죠. 뻔한 행동의 힘은 단순함에 있습니다. 매일 30분 산책하기, 저녁을 조금 일찍 먹기, 밤 11시에는 잠자리에 들기 등등 간단하고 뻔한 행동들이 쌓이고 쌓이면 의외로 삶에서 큰 변화를 만들게 됩니다. 특별한 운동법을 찾아 헤매는 사람보다 매일 걷기를 꾸준히 실천한 사람이 더 건강해집니다. 최신 다이어트 정보를 모으던 사람보다 매번 식탁에서 밥을 조금 덜어내기를 계속한 사람이 체중을 줄입니다. 밥을 드실 만큼 양껏 드시고 살을 빼는 기술은 없습니다. 결국 살을 빼려면 평소보다 적게 드셔야 합니다. 건강은 지식의 문제가 아니라 얼마나 꾸준하게 실행하느냐의 문제입니다.

🌿 실천하기 쉬운 건강 계획 방법

이제 실천 방안을 설계해 봐요. 무엇보다 실천 가능한 계획이라도 시간에 제한을 걸어두지 않으면 뒤로 미루기 십상입니다. 이번 달 학교에서 중간고사를 본다고 가정해 봅시다. 학생들이라면 시험 날짜에 맞춰 남은 시간을 역으로 계산해 공부 범위를 n분의 1로 나누고 하루 얼마의 시간을 공부에 투여해야 할지 일정을 잡겠죠. 건강 계획도 이와 마찬가지랍니다. 소위 '데드라인 효과'라고 하죠? 시간에 제약을 가할 때 우린 본능적으로 일에 대해 더 맹렬한 의욕을 보입니다. 매주 경험하시지 않나요? 한 주일 업무 시간의 끝인 금요일에 일의 효율이 가장 좋고, 언제나 긴 휴가를 떠나기 전날에 누가 시키지 않아도 모든 업무를 마치려고 발버둥 치죠. 몸에 건강한 습관을 붙이는 데도 이런 심리를 잘 적용하면 훨씬 실천이 쉬워집니다.

여기에 기술적 조언을 하나 드리자면, 시간에 제한을 가한다고 할 때 구체적으로 어떤 방향에서 시작해야 할지 미리 정해놔야 합니다. 이에 대해 에드윈 로크와 게리 라탐은 '목표설정 이론'이라는 도구를 제시했습니다. 두문자어로 소위 '스마트SMART'라고 하는데요. 여러분도 영문 이니셜에 따라 건강 계획을 '구체적'이고, '측정 가능'하고, '달성 가능'하고, '현실적'이고, '시간제한'이 있게 정해 보세요. 훨씬 가시적이고 조절 가능한 계획표가 머릿속에 들어올 겁니다.

구체적이지 못한, 두루뭉술한 계획은 불확실한 목표를 낳고, 명확하지 못한 목표는 결국 흐지부지되기 쉽습니다. 또한,

SMART 목표 설정 기법

S	구체적인 계획 specific	예) 매일 운동하기 → '일주일에 세 번' 운동하기
M	측정 가능한 계획 measurable	예) 식사량을 줄이기 → '하루 3000칼로리' 줄이기
A	달성 가능한 계획 achievable	예) 당장 술부터 끊기 → '일주일에 한 번' 술자리 갖기
R	현실적인 계획 realistic	예) 20킬로그램 빼기 → '3킬로그램' 빼기
T	시간제한이 있는 계획 time-limited	예) '이번 주에' 헬스장 두 번 가기

계획은 스스로 진행 과정을 계량화된 수치로 측정할 수 있는 것이어야 유리합니다. 게다가 아무리 측정 가능한 계획을 세워도 의욕이 앞선 나머지 누가 보더라도 불가능할 무모한 도전을 세워선 안 됩니다. '6개월 안에 마라톤에 도전하겠다' '1개월 만에 체지방을 반으로 줄이겠다'라는 식의 계획은 꿈에도 불가능한 수준으로 느껴집니다. 대신 '1개월 동안에 15일 이상 헬스장에 가겠다'라는 식의 목표가 훨씬 좋아요. 현실과 형편을 따져보지도 않고 거창한 계획만 따라가서는 안 됩니다.

연령대별
조심해야 할 케어 원칙

    나이는 숫자에 불과하다지만, 몸은 나이를 우리보다 먼저 기억합니다. '어, 몸이 예전 같지 않네.' 평소 나이를 잊고 살다가도 몸이 보내는 부인할 수 없는 신호에 뒤늦게 지나간 세월을 절감하시는 분들이 많은 것도 다 이런 이유 때문이겠죠. 그래서 젊은이는 젊은이대로, 어르신은 어르신대로 일상에서 조심해야 할 것과 살펴야 할 것이 각기 달라야 하고 또 다를 수밖에 없습니다. 나이에 따라 달라지는 케어의 원칙, 각 연령대에 맞는 케어 원칙을 살펴보겠습니다.

🌿 20대 케어 원칙: 건강의 기준선 만들기

20대에는 첫 검진에서 혈액과 소변, 간, 신장, 지질, 혈당 등 '나만의 기준값'을 확보해 두는 것이 중요합니다. 20대는 위내시경을 처음으로 경험하게 되고, 특히 여성이라면 자궁경부암 선별을 시작하게 됩니다. 갑상선과 유방 초음파도 한 번의 검진으로 내 기준을 파악해 두면 이후 변화를 감지하는 데 유리하겠죠? 생활 쪽에서는 운동과 수면 시간을 나의 기본값으로 고정하고, 음주와 흡연에 대한 기준도 설정합니다. 흡연은 백해무익합니다. 음주는 절주를 권합니다. 사회생활을 막 시작했다면, 회식 문화와 음주 문화, 야행성 생활에 휘둘리지 않도록 낮과 밤을 명확히 구분합니다. 특히 20대 청년 시기에 수면 습관을 잘 가져가야 나중에라도 불면증으로 인한 여러 어려운 상황에 빠지지 않을 수 있습니다.

🌿 30대 케어 원칙: 나만의 루틴 만들기

30대에는 위내시경 검진 주기를 정하고, 대장은 분변잠혈 검사를 통해 꾸준히 추적합니다. 가족력이나 대장 용종이 있다면 대장내시경 간격(3~5년)을 미리 달력에 고정합니다. 여성이라면 유방 초음파를 매년 점검하고, 임신과 출산 후에는 체중과 수면 회복 계획을 문서화하여 실제 생활에 적용합니다. 스트레스는 술로 풀려고 하지 말고 '존 2 러닝(최대 심박수 60~70% 정도에서 하는 러닝)'이나 '슬로우조깅' 같은 저강도 유산소 운동으로 풀어 줍니다. 30대는 특히 업무와 육아, 출산, 학업이 겹치는 시기이므로 식사 속도를 늦추고, 야식을 차단하는 환경 설계가 필요합니다. 검진 결과지 내 각종 지표가 정상 범위에 들었더라도 20대에 설정한 기준선 대비 추세선을 그어서 이해하고, 검진 수치 옆에는 '식후 10분 걷기', '저녁 시간 1시간 당김' 같은 한 줄 습관을 붙여둡니다.

🌿 40대 케어 원칙: 내 몸 맞춤형으로 점검하기

40대는 암과 심혈관 질환 등 '건강 위험의 문턱'을 관리하는 시기입니다. 국가 암검진을 빠짐없이 수행하고, 여성이라면 만 40세부터 유방 촬영을 시작해야 합니다. 간암 고위험군은 복부 초음파를 거르지 말고, 흡연력이 있거나 폐 관련 위험 요인이 겹치면 저선량 폐 CT를 의사와 상의하에 진행합니다. 고혈압이나 당뇨, 고지혈증이 가족력과 포개지면 관상동맥 CT 같은 표적 검사를 검토하고, 고혈압이나 가족력이 뚜렷하면 뇌혈관 MRA

도 한 번쯤 점검합니다. 이 시기에는 수면 무호흡의 단서로 코골이, 아침 피로, 주간 졸림의 증상을 놓치지 말고, 혈압, 공복혈당, 지질을 자택에서 꾸준히 기록해 이전 수치와 추세선을 확인하는 습관이 무엇보다 중요합니다. 운동은 꾸준함으로 균형을 잡고, 체중은 단기 다이어트가 아니라 연중 관리로 접근합니다.

🍃 50대 케어 원칙: 유연하게 관리법 조정하기

50대에는 본격적으로 근 감소와 골다공증, 낙상을 예방하고 장기적인 '건강의 발판'을 만들어야 합니다. 이때는 운동의 목적이 신체의 기능 향상에서 기능 보존으로 바뀌어야 하는 기간입니다. 무릎과 허리에 무리 없는 저충격 유산소 운동을 기본으로, 하체와 코어 근력, 균형, 유연성을 주간 운동 계획에 넣어야 합니다. 수면 무호흡이나 코골이가 있다면 검사를 미루지 말고, 전립선 또는 비뇨기 증상은 초음파 등 의사와 추가 검진을 상의합니다. 여성은 골밀도를 확인하고, 남녀 모두 혈압과 당화혈색소, 지질을 촘촘히 들여다봅니다. 식단은 단백질과 채소 중심으로 천천히 먹고, 야간 수분과 카페인을 조절해 수면의 질을 지킵니다. 검진 결과는 단지 숫자로만 끝내지 말고 '주 2회 근력', '주 150분 유산소 운동', '주중 무알코올' 같은 실행 문장으로 돌려놓습니다.

🍃 60대 이상 케어 원칙: 유지와 예방의 토대 마련하기

세계보건기구에 따르면, 전 세계 치매 환자가 5,000만 명이 넘고, 이 수치는 앞으로 20년마다 2배로 증가할 것이라고 예상했습니다. 60대에는 사회적 연결을 일정표에 넣어 고립을 예방하고, 독서와 악기, 단어 학습, 낱말 맞추기 같은 뇌 자극 루틴을 이어갑니다. 낙상을 막기 위해 집안을 심플하게 정돈하고 러그를 깔고 문턱은 낮춥니다. 조명의 조도를 조정하고 전선의 배치 등 위험 요소를 제거합니다. 신발은 미끄럼 방지와 발목 안정성을 기준으로 고릅니다. 검진 간격은 권고를 따르되 결과지는 늘 추세선에 따라 읽고, 변화가 보이면 전문의와 조기에 상의합니다. 약물은 '최소 유효 용량'을 원칙으로 정하고, 복약 시간과 상호작용을 표로 관리합니다.

연령대별 케어 원칙을 다음과 같이 한 문장으로 요약할 수 있습니다. '케어 원칙은 나이에 맞는 위험을 미리 확인하고, 오늘의 작은 습관으로 내일의 회복력을 만드는 일입니다.' 20대는 기준선을, 30대는 루틴을, 40대는 문턱을, 50대는 발판을, 60대 이상은 토대를 설계합니다. 물을 주기적으로 마시고 제때 시간 맞춰 잠자리에 드는 생활 습관, 식후 10분 걷기와 주 2회 근력 운동 같은 작고 반복 가능한 루틴이 있을 때 10년 뒤 체력을 바꿉니다. 나이에 따라 전략은 바꾸되, 원칙은 같다는 점을 명심하세요. 매일 '덜어내고' '반복하고' '기록하는' 것, 이 세 가지가 100세 시대를 안전하고 품위 있게 걷게 해주는 가장 현실적인 건강 설계입니다.

재발을 막는
생활 습관 세 가지

    내원하시는 환자분 중에서 완치된 줄 알았던 유방암이 재발해서 고생하시는 분들을 종종 봅니다. 솔직히 암은 완치가 없습니다. 한 사람도 예외 없이 체내에 암 인자를 갖고 있고, 암 덩어리를 절제하든 도려내든 언제든지 씨앗이 자라 재발할 수 있어요. 암이나 심혈관질환, 뇌질환을 한 번 겪은 몸은 같은 길로 되돌아갈 가능성이 평범한 사람보다 훨씬 높습니다. 그래서 재발 위험군의 하루는 더 단단한 원칙과 더 촘촘한 일정으로 짜여야 합니다. 핵심은 생활을 조정하고, 약을 지키고, 검진을 앞당기는 것입니다. 증상이 없을 때도 스스로 점검하는 습관이 재발을 가장 멀리 밀어낼 수 있어요.

여러분 탓이 아니에요

암이 재발했다면 어떻게 해야 할까요? 무엇보다 마음부터 가볍게 하셨으면 합니다. '열심히 치료했는데 왜 또 나에게?'라는 질문은 자연스럽지만, 재발이 꼭 본인의 탓은 아닙니다. 현미경으로도 찾아내지 못한 미세한 암 씨앗이 어딘가에 남아 동면하듯 숨어 있다가, 시간이 지나 적당한 환경이 되면 다시 활개를 치고 돌아다닐 수 있으니까요. 항암과 방사선 치료가 끝난 뒤에도 식습관과 생활 리듬이 느슨해지면, 혈관 신생과 염증 신호가 그 싹을 키우기도 합니다. 이처럼 언제든 재발할 가능성이 있기 때문에 제아무리 5년 내 암 치료 생존율이 높아져도 0%가 될 수 없는 것이죠. '모든 게 다 내 잘못이야'와 같은 자기 질책이나 죄책감은 치료에 전혀 도움이 되지 않습니다.

재발 위험은 암의 생물학적 특성과도 맞물립니다. 진단 당시 종양 크기가 클수록, 그리고 분화도가 낮을수록 재발과 전이 가능성이 높아집니다. 혈액암은 특성상 다른 암보다 전이나 재발 경향이 강하고, 고형암 가운데서는 폐암과 유방암, 대장암이 대표적으로 재발형 암으로 꼽힙니다. 반면 '0기'나 '1기'처럼 암을 조기에 발견한 사례라면, 남은 생애 동안 전이와 재발이 매우 드문 편이죠. 그래서 제가 늘 강조하는 것처럼, 정기검진의 목표는 '0기에 발견하기'입니다. 그간 비약적인 의학 발전으로 암 치료 후 5년 내 생존율이 대폭 향상되었지만, 완치 100%가 아닌 이유도 미세암의 불가시성 때문입니다. 통계상 2~3년의 고위험 구간을 무사히 지나, 5년을 넘기면 비교적 안전지대로 진입한다고 하지만, 언제나 방심은 금물입니다.

재발의 원인과 본질을 이해하는 일은 쓸데없는 죄책감에서 벗어나는 첫걸음입니다. 아무리 현대 의학이 발전했다 하더라도 포착할 수 있는 종양은 대략 콩알만 한 크기, 대략 10억 개 세포를 한데 뭉쳐놓은 수준입니다. 당연히 이보다 작은 미세암은 CT나 초음파로도 보이지 않죠. 수술과 항암, 방사선 치료를 성공적으로 마쳤더라도 어딘가에 콩알보다 작은 크기로 숨어 있을 수 있어요. 이렇게 숨은 미세암은 정상 세포를 잠식하기 위해 혈관을 타고 이동하며 호시탐탐 빈틈을 노리고 있습니다. 그래서 암이 무서운 겁니다. 우리가 해야 할 일은 이 녀석들이 정착과 증식을 위해 필요로 하는 적당한 조건을 최대한 만들어 주지 않는 일입니다. 운동과 루틴, 가족과 지인의 동행, 결과 기록, 빠른 재확인 같은 작은 기준들이 불필요한 일상의 불안을 낮추고 의학적 개입의 타이밍을 최적화합니다.

🌿 생활 관리의 세 축

우리가 할 수 있는 일은 '환경'을 바꾸는 일입니다. 진료실을 찾으신 환자 한분 한분에게 제가 피를 토하는 심정으로 간곡히 부탁드리는 건 질병의 재발을 키우는 환경에서 벗어나야 한다는 겁니다. 높은 혈당과 만성 염증, 수면 결핍, 스트레스 과부하는 구천을 떠도는 악귀들도 거들떠보지 않는다는 도깨비들입니다. 안정된 혈당 곡선, 충분한 수면, 규칙적 운동, 낮은 염증 신호를 목표로 생활을 개혁하고 습관을 바꿔야 합니다. 식탁과 침실, 신발장과 달력에서 시작되는 작은 조정이 몸의 미세한 균형을 바꿉니다. 환경을 바꾸는 생활 관리의 세 축은 '식사'와 '운동', '스트레스 조절'이랍니다.

식사는 금지의 목록을 늘리는 대신 '절반으로 절제'라는 실천 가능한 원칙으로 접근해야 합니다. 무조건 굶는 게 능사가 아닙니다. 단맛과 정제 탄수화물, 과도한 가공식품을 줄이고, 채소와 단백질과 건강한 지방의 균형을 맞춥니다. 운동은 면역과 대사, 수면과 기분을 동시에 개선하는 다기능 처방입니다. 전쟁에 나설 체력을 만든다는 관점에서 주당 규칙적 유산소와 근력의 조합을 일과표에 고정합니다. 스트레스 관리도 치료의 일부입니다. 과도한 걱정은 스트레스 호르몬을 높이고 면역 기능을

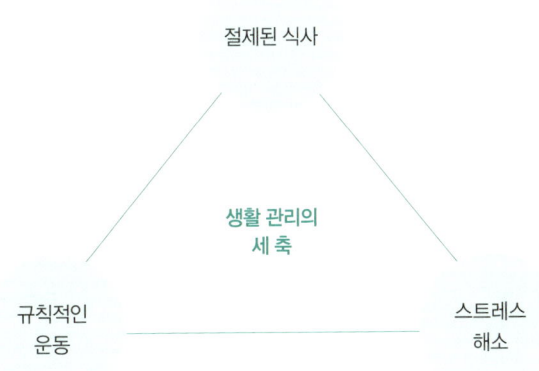

절제된 식사

생활 관리의
세 축

규칙적인
운동

스트레스
해소

○ 재발을 막는 생활 관리 요소

떨어뜨려 건강 악순환을 만듭니다. 불안이 커지면 정해진 날만
기다리지 말고 진료실 문을 두드려 즉시 확인합니다.

의료 시스템을 현명하게 사용하는 기술도 중요합니다. 나와
맞는 주치의를 찾고, 질문 리스트를 준비해 진료실에서 시간을
효율적으로 쓰며, 결과를 시각화해 추세로 관리합니다. 가족과
동행해 의사소통을 보조하고, 판독이 모호하면 지체없이 재검
과 전문가의 자문을 구합니다. 모든 과정에서 책임은 나에게, 죄
는 나에게 있지 않다는 태도를 견지해야 합니다. 미세암의 존재
가능성은 인간의 통제 밖에 있지만, 발견과 대응의 타이밍은 충
분히 통제 영역 안에 있다는 사실을 명심하세요.

결국 질병의 재발을 막는 방법은 단순합니다. 첫째, 검진 주기 단축, 일정 고정, 결과의 행동화로 생활을 설계합니다. 둘째, 절제된 식사, 규칙적 운동, 스트레스 해소로 몸의 생태계를 바꿉니다. 셋째, 빠른 재확인, 2차 소견, 신뢰할 주치의로 의료를 전략화합니다. 넷째, 재발은 내 탓이 아니라는 인식, 그리고 작은 실천의 누적이 예후라는 확신으로 마음의 프레임을 재구성합니다. 암은 누구에게도 완전한 예측을 허락하지 않지만, 조기 발견과 꾸준한 관리, 생활 습관의 치밀한 설계는 불확실성을 대처 가능한 위험으로 바꿉니다.

50대 이후
독이 되는 운동

요즘 티비를 틀면 다양한 운동기구 광고가 화면을 화려하게 장식합니다. 소파에 앉아서 오늘도 몰라보게 통통해진 아랫배를 어루만지며 구매를 고민합니다. 이미 작년에 산 신상 실내 자전거가 거실 한 귀퉁이에서 빨래걸이로 쓰이고 있는 현실을 잘 알고 있기에 휴대폰에 선뜻 손이 가질 않습니다. 그런데 여러분, 잠시 휴대폰을 제자리에 내려놓으세요. 이번 장을 다 읽고 구매하셔도 늦지 않습니다. 조건과 상황에 따라 운동이 '복'이 아니라 '독'이 되는 경우를 알아보려고 하니까요.

운동은 건강 관리의 핵심이지만, 나이에 맞지 않는 운동은 오히려 건강을 해칠 수 있습니다. 50대는 특히 신체의 변화가 급격해지는 시기랍니다. 젊은 시절보다 근육량이 감소하고, 뼈가 약해지며, 관절의 유연성도 떨어지죠. 특히 심혈관 기능도 예전 같지 않아서 조금만 무리해서 운동해도 숨이 턱 막힙니다. 신세 한탄해도 세월을 당길 순 없는 노릇이죠. 이러한 신체 변화를 간과하고 젊을 때처럼 동일한 시간과 동일한 강도로 운동을 계속하다 보면, 몸 이곳저곳이 탈이 날 수 있습니다.

🍃 50대, 이 운동만은 참아주세요

첫째, 50대 이후 가장 위험한 운동은 과도한 고강도 운동입니다. 젊은 시절처럼 빠른 속도로 달리기를 시도하거나, 무거운 무게로 근력 운동을 하는 것은 불필요하게 심장에 과도한 부담을 줄 수 있습니다. "에이, 그래도 3대 300은 쳐야죠." 필요 이상으로 우쭐해하거나 남에게 으스대려는 분들이 무리하게 벤치 프레스나 데드리프트를 들다가 허리가 나가는 경우를 가끔 보는데요. 기억하세요. '자랑'하려고 운동하는 게 아니라 '건강'하려고 운동하는 겁니다. 몸이 준비도 안 됐는데 갑작스럽게 고강도 운동에 들어가면 혈압을 급격히 상승시켜 심근경색이나 뇌졸중의 위험을 높일 수 있어요. 또한, 근육이 약해진 상태에서 무리한 운동을 하면 근육 파열이나 인대 손상처럼 심각한 문제를 낳을 수 있습니다. 일단 다치면 회복 속도도 젊을 때보다 훨씬 느리다는 걸 명심해야 합니다.

둘째, 관절과 척추에 무리를 주는 운동입니다. 50대가 되면 무릎과 허리, 어깨 등 관절이 이미 한두 군데 이상 문제가 있을 수 있습니다. 이런 상황에서 장거리 달리기나 높이뛰기, 점프 운동처럼 관절에 무리한 충격을 주는 운동은 관절염이나 고관절염을 악화시킬 수 있습니다. 특히 무릎은 체중의 3배에서 6배의 하중을 받는 부위인데, 이 부분에 반복적으로 충격을 가하면 연골이 손상되고 인대나 관절에 염증이 생기게 됩니다. 그뿐 아닙니다. 디스크 탈출증이나 척추 협착증 같은 척추 질환은 50대에 흔히 나타나기 때문에 갑작스러운 복부 운동이나 무거운 물건을 번쩍 드는 행위, 급격한 회전 동작을 포함한 운동은 척추에 추가 부담을 줄 수 있습니다. 한번 손상된 척추는 만성 통증을 초래해 일상생활의 질이 크게 떨어뜨릴 수 있습니다.

셋째, 균형을 잃기 쉬운 운동도 조심해야 합니다. 나이가 들면서 전정기관의 기능이 저하되고 근력이 약해지면서 균형 감각이 전반적으로 감소하게 됩니다. 나이가 드는 것도 억울한데 자꾸 계단에 걸려 넘어지거나 단차를 미처 보지 못하고 삐끗하는 때도 자주 있습니다. 나이 들어서 한 번 넘어지면 골절이나 타박상의 위험도 커지죠. 당연히 높은 곳에서의 운동, 불안정한 바닥에서의 운동, 급격한 방향 전환이 필요한 운동은 낙상 위험을 2배로 높입니다. 50대 이후의 낙상은 단순한 골절을 넘어 활동 능력 저하와 합병증, 심각한 경우 뇌진탕으로 인한 심각한 건강 악화로 연결될 수 있습니다.

🌿 적당한 운동이 주는 지혜

그렇다면 50대 이후에는 어떻게 운동해야 할까요? 가벼운 산책이나 수중 운동, 요가, 태극권 같은 저강도 운동이 훨씬 안전하면서도 효과적이겠죠. 권장되는 운동의 기본 축은 '존 2 러닝'과 '슬로우조깅'이며, 통증이 있으면 보폭을 줄이고 속도를 낮춥니다. 준비 운동으로 발목과 무릎, 고관절을 원 그리듯 풀어주고, 마무리 스트레칭으로 종아리와 햄스트링(허벅지 뒷근육)을 이완해 줍니다. 물론 근력 운동도 가능하겠지만, 가벼운 무게로 천천히, 정확한 자세를 유지하며 진행해야 합니다. 무리하게 중량을 올리는 건 금물입니다. 무엇보다 운동을 시작하기 전에 의료진과 상담하고, 전문가의 지도를 받으며, 내 몸의 신호를 세심하게 듣는 것이 중요합니다.

50대 이후 운동은 회춘을 위한 무모한 도전이 아닙니다. 남은 인생을 건강하고 활기차게 살기 위한 현실적인 투자여야 합니다. 홈쇼핑 광고에서 운동기구를 결제하기에 앞서 나의 신체 나이와 건강 상태를 먼저 확인하고 운동 종목과 방식을 세심하게 결정할 필요가 있겠죠? 운동은 자동차 운전과 같습니다. 평소 오일 관리도 해주고 공기압도 체크해야 도로 위에 차가 멈춰서는 불상사를 막을 수 있습니다. 여러분의 안전한 운동을 기원합니다.

건강을 위한
최고의 처방전

진료실에 있으면 각계각층의 환자분들을 만나게 됩니다. 인생에서 많은 것을 이루신, 정말 우리나라에서 내로라하는 분들도 보게 되죠. 그런 분들을 뵐 때마다 결국 건강이 인생 최고의 자산이라는 생각을 하게 됩니다. 우리는 흔히 성공을 금전과 명예로만 측정하는 거 같아요. 더 많이 벌고, 더 좋은 차를 타고, 더 큰 집을 장만하는 것을 인생 제1의 목표로 삼는 거죠. 물론 돈 중요하죠. 그러나 건강이 없다면 그 무엇도 의미가 없습니다. 으리으리한 집에서 끼니마다 구첩반상을 받아도 당장 몸이 아프다면 그게 다 무슨 소용이 있을까요? 결국 우리가 건강하겠다는 희망은 천년만년 살자는 게 아니라 단 백 년을 살더라도 아프지 않고 행복하게 살자는 것이 되어야 합니다.

🌿 더 많이 웃고 더 많이 사랑하라

인생의 가장 단순한 처방전이 무엇인지 아시나요? 그것은 더 많이 웃고 더 많이 사랑하는 것입니다. 저는 하루 종일 진료실에서 아프다고 찡그리는 분들만 보다 보니 '인생에서 진짜 중요한 게 무엇일까?'라는 생각을 종종 하게 된답니다. 특히 요즘이 그런 생각이 많아집니다. 제가 환자분들에게 처방하는 약물 목록은 엇비슷하죠. 고혈압약, 당뇨약, 고지혈증제, 항우울제, 수면제. 하지만 인생에서 가장 중요하고 효과적인 처방전은 따로 있습니다. 더 많이 웃고 더 많이 사랑하는 것.

흥미롭게도 혼자 웃을 때보다 다른 사람과 웃을 때 웃음의 효과가 훨씬 큽니다. 우리가 웃을 때 생기는 신경 회로는 사회적 연결과 깊이 연결되어 있습니다. 남이 웃으면 나도 웃게 된다는 거죠. 그래서 코미디 프로그램에서 배경음으로 사람들의 웃음소리를 삽입하는 게 그런 이유 때문이라고 합니다. 함께 웃는 경험은 우리의 신경계를 동기화합니다. 과학자들은 이를 '신경적 공명'이라 부른답니다. 다시 말해, 누군가와 함께 웃을 때 우리의 뇌가 실제로 그 사람과 연결되는 것이죠. 더 웃으려면 우리가 상대를 더 사랑해야 하는 이유입니다.

제가 의사 생활을 하면서 경험했던 가장 신비로운 현상 중 하나는 사랑의 치유력입니다. 심근경색으로 입원한 70대 남성 환자 형범 씨(가명)가 있었어요. 의학적으로 볼 때, 오랜 병마로 심장뿐 아니라 여러 장기도 제 기능을 발휘하지 못하고 기력도 너무 쇠하셔서 어쩌면 신체적 사형선고를 받은 거나 마찬가지였죠. 딱히 의료적 접근 없이 그저 하루 종일 병실에 누워계셔야 했습니다. 하지만 형범 씨의 부인은 포기하지 않았습니다. 매일 옆에 앉아 손을 잡고, 이야기를 나누고, 웃음을 주려고 애쓰는 모습이 보였습니다. 욕창이 날까 봐 시트를 바꿀 때는 간호사와 함께 무거운 남편을 직접 들어 옮기곤 했죠.

신기하게도 형범 씨는 점점 차도가 생기기 시작했습니다. 의료 수치보다 먼저 변한 것은 그의 눈이었습니다. 희망이 돌아온 것처럼 보였죠. 그 이후 회복 속도가 빨라졌습니다. 그리고 형범 씨는 단 1년 만에 보조기구를 끌고 뒤뚱뒤뚱 걸을 수 있게 되었습니다. 이것은 우연이 아닙니다. 사랑을 받는 환자의 회복률이 그렇지 않은 대조군보다 현저히 높다는 것은 여러 의학 연구에서 이미 증명되었으니까요. 같은 진단, 같은 치료를 받아도 사랑 관계가 있는 환자들의 예후는 훨씬 좋았습니다.

간호사이자 베스트셀러 작가인 브로니 웨어는 『내가 원하는 삶을 살았더라면』에서 죽기 직전 호스피스 병동 환자들이 가장 후회하는 다섯 가지를 꼽았답니다.

- 자신의 인생을 방관자처럼 살았던 것
- 자기 자신이 아니라 다른 사람처럼 살았던 것
- 너무 열심히 일했던 것
- 감정을 표현할 용기가 없었던 것
- 친구들과 계속 연락하고 지내지 못했던 것
- 나 자신에게 더 많은 행복을 허락하지 않았던 것

사실 우리는 과거에 했던 잘잘못에 대해 후회하지 않습니다. 더 사랑하지 못했던 것, 더 웃지 못했던 것, 더 솔직하지 못했던 것을 후회할 뿐이죠.

매일 한 번은 크게 웃으세요. 하루 중 최소한 한 번은 정말로 웃어보세요. 배꼽이 나올 정도로 말이죠. 그리고 매일 누군가를 사랑한다고 표현하세요. 배우자든, 자녀든, 친구든, 반려동물이든. 그들과 함께 웃는 시간을 만드세요. 웃음은 혼자보다 함께할 때 더 강력합니다. 사랑하는 사람과의 신체 접촉을 늘리세요. 포옹하기, 손잡기, 쓰다듬기. 이 모든 것이 여러분의 신경계를 치유합니다. 이것들은 그 어떤 약보다 더 강력합니다.

내 몸의 목소리에
귀 기울이는 당신에게

진료실 문을 열고 들어오는 사람들마다 각자의 이야기를 품고 있습니다. 누군가는 두려움을, 누군가는 후회를, 또 누군가는 아직 믿기지 않는 현실을 안고 오지요. 그들을 바라볼 때마다 저는 한 가지 생각을 합니다. 몸은 이미 오래전부터 신호를 보내고 있었다는 것. 다만 우리가 너무 바쁘고, 너무 무심해서 그 소리를 듣지 못했을 뿐입니다.

이 책을 통해 제가 전하고 싶었던 것은 '지식'이 아니라 '감각'이었습니다. 내 몸이 보내는 작은 이상을 느끼고, 그것을 무시하지 않는 감각 말입니다. 조금만 피곤해도 이유를 찾아보는 사람, 평소와 다른 통증을 그냥 넘기지 않는 사람, 그 사람이 결국 자신을 지키는 사람입니다. 그것이 제가 말하는 '건강문해력'의 시작입니다.

의학은 놀라울 만큼 발전했지만, 당신의 몸을 가장 먼저 알아채는 사람은 여전히 '당신 자신'입니다. 의사는 길을 비춰주는 등불일 뿐, 걸음을 내딛는 것은 결국 당신의 몫입니다. 건강은 멀리 있지 않습니다. 매일의 식탁 위에, 내 마음의 온도에, 그리고 몸이 들려주는 속삭임 속에 있습니다. 그 소리를 듣는 법을 배운다면, 우리는 병을 두려워하기보다 몸과 더 친해질 수 있을 것입니다.

저는 오늘도 진료실과 유튜브 채널 〈암 찾는 의사 이원경〉에서 당신의 곁에서 조용히 잔소리를 이어갑니다. 그 잔소리는 걱정이 아니라 '관심', 꾸짖음이 아니라 '사랑'입니다. 당신의 몸은 언제나 당신 편입니다. 그 믿음을 잃지 마세요. 그리고 오늘도 내 몸의 목소리에 살짝 귀 기울이는 시간을 가져보길 바랍니다. 이게 바로 제가 여러분께 남기고 싶은 가장 따뜻한 건강의 비결입니다.

암 찾는 의사, 이원경 드림

바디 시그널

1판 1쇄 인쇄 2026년 1월 21일
1판 1쇄 발행 2026년 1월 28일

지은이 이원경
펴낸이 김기옥

경제경영사업본부장 모민원
경제경영팀 박지선, 양영선
마케팅 박진모
지원 고광현
제작 김형식

인쇄·제본 민언프린텍

펴낸곳 한스미디어(한즈미디어(주))
주소 04037 서울특별시 마포구 양화로 11길 13(서교동, 강원빌딩 5층)
전화 02-707-0337 | **팩스** 02-707-0198 | **홈페이지** www.hansmedia.com
출판신고번호 제 313-2003-227호 | **신고일자** 2003년 6월 25일

ISBN 979-11-94777-98-4 (03510)